Dr C. FLEIG

(DE MONTPELLIER)

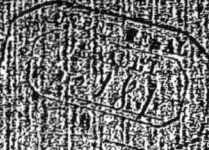

RECHERCHES

SUR LES

ANASTOMOSES VASCULAIRES

TERMINO-TERMINALES

ET QUELQUES-UNES DE LEURS APPLICATIONS

(AVEC 29 FIGURES)

Travail du Laboratoire de Physiologie de la Faculté de Médecine
de Montpellier

PRIX : 3 FRANCS

PARIS

A. MALOINE Éditeur

25-27, rue de l'École-de-Médecine

1910

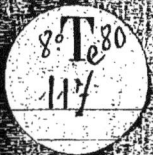

C. FLEIG

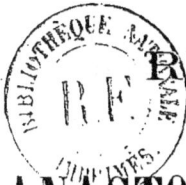

RECHERCHES

SUR LES

ANASTOMOSES VASCULAIRES

TERMINO-TERMINALES

ET QUELQUES-UNES DE LEURS APPLICATIONS

(AVEC 29 FIGURES)

Travail du Laboratoire de Physiologie de la Faculté de Médecine
de Montpellier

PARIS

A. MALOINE, Éditeur

25-27, rue de l'Ecole-de-Médecine

1910

I. Suture artérielle circulaire a points d'appui, perforante

(Méthode de Carrel)

J'ai d'abord essayé, sur la carotide primitive du chien complètement sectionnée en travers, la suture artérielle circulaire à points d'appui, suivant le procédé de Carrel, assez connu aujourd'hui pour qu'il soit inutile de le décrire ici longuement.

Sous le couvert de la plus stricte asepsie, après avoir convenablement dénudé l'artère et éloigné l'adventice, on pose une pince à pression continue aux deux extrémités du segment dénudé et on sectionne le vaisseau (1). Si ce dernier est bien dénudé, l'adventice ne doit faire aucune saillie sur la tranche de section. On a bien soin que les lèvres de l'artère sectionnée ne touchent à aucun moment les tissus de la plaie et on évite constamment leur dessiccation en les imprégnant de sérum artificiel ou d'huile de vaseline. Pour pouvoir suturer facilement l'une à l'autre les deux circonférences de section, on place trois points de suture équidistants, pénétrant à un demi à un millimètre environ de chaque bord de section et perforant complètement la paroi des deux extrémités du vaisseau : une fois les fils noués, il suffit de les tendre pour transformer la circonférence de section en un triangle, sur chaque côté duquel on effectue le rapproche-

---

(1) Une fois le vaisseau sectionné, j'ai soin de vider complètement les deux bouts du sang qu'ils contiennent, par expressions dans un tampon d'ouate imbibé d'eau salée et lavages successifs à l'eau salée ou au liquide de Locke. C'est une précaution importante pour éviter la formation d'un caillot partant des tranches de section du vaisseau.

ment des lèvres correspondantes par un surjet dont les deux chefs extrêmes sont liés chacun à un des chefs du point d'appui voisin (1). Tous les points sont perforants. Dans ces conditions, on obtient une suture sans aucun rétrécissement du vaisseau. Si, après avoir enlevé les pinces, on constate que l'étanchéité de la suture n'est pas parfaite, on fait quelques points supplémentaires et on peut, pour plus de solidité encore, rapprocher par quelques points superficiels les deux manchons d'adventice.

On ne doit, à aucun moment, mettre d'antiseptique en contact avec la plaie. Tous les lavages doivent être faits au sérum artificiel.

Comme aiguilles, je me suis servi des aiguilles de couturière, marque Kirby Beard, n° 16, qui sont d'une extrême finesse, et de soie floche, n° 1 ½ (indiquée par Frouin), les aiguilles toutes préparées d'avance étant stérilisées dans l'huile de vaseline à 120° pendant trois quarts d'heure.

Je dois signaler ici le procédé que j'emploie pour l'*éloignement de l'adventice*, tout à fait *analogue au procédé dit « de la compresse* », employé pour la dissection du sac péritonéal dans les hernies. Après avoir disséqué l'adventice à la sonde cannelée, on saisit le vaisseau dans une petite compresse ou dans un tampon d'ouate maintenu entre le pouce et l'index; on fait glisser la compresse, tout en exerçant sur elle une légère pression, du milieu du segment artériel isolé, vers cha-

---

(1) Lorsque le troisième surjet est près d'être terminé, j'ai soin de *remplir de sérum artificiel le segment de vaisseau compris entre les deux pinces à artère*, en exprimant au-dessus de l'orifice qui reste entre les deux lèvres de la plaie vasculaire un tampon d'ouate imbibé de sérum et en malaxant entre les doigts les deux bouts du vaisseau pour chasser l'air qu'ils contiennent.

Pour faciliter cette manœuvre, il est bon de commencer la suture par les surjets intéressant les deux côtés profonds du triangle et de la finir par le surjet intéressant le côté superficiel. Il est alors plus commode de chasser l'air de l'artère, son orifice d'échappement étant tourné face à l'opérateur.

cune de ses extrémités alternativement, et on arrive ainsi à obtenir la partie médiane du segment complètement dépourvue d'adventice et à pouvoir en faire alors une section bien nette, sans que l'adventice vienne obstruer plus ou moins la lumière du vaisseau.

Si, malgré ce procédé, l'adventice venait encore faire saillie au niveau de la surface de section, il suffirait, pour obtenir une section absolument nette, de pincer entre le pouce et l'index bien secs l'extrémité qui dépasse, de tendre ainsi le bout de l'artère sectionnée et de faire, avec des ciseaux fins, une section de l'adventice au ras des bords de section des autres tuniques artérielles. Dans ces conditions, le petit manchon d'adventice terminal est complètement disséqué et l'artère est complètement privée de sa tunique conjonctive sur une longueur de quelques millimètres à partir de la ligne de section.

En ce qui concerne le *nombre des points d'appui*, Carrel en emploie trois, d'autres auteurs (Floresco, Frouin) en emploient quatre. D'après mes observations, il me paraît indifférent d'en employer trois ou quatre; généralement cependant, trois suffisent très bien et il ne me paraît utile d'en employer quatre que lorsqu'on a affaire à un vaisseau de très gros calibre.

Le procédé de Carrel, employé sur la carotide du chien, m'a toujours donné d'excellents résultats. Comme on peut le voir sur les quelques pièces que je vous soumets, la cicatrisation se fait sans rétrécissement du vaisseau et les fils de soie, bien que perforants, arrivent très vite à être, du côté de la lumière du vaisseau, complètement recouverts d'endothélium et à former par conséquent un anneau absolument extériorisé à cette lumière elle-même. Chez le chien que je présente ici, la carotide primitive a été, après section complète, suturée suivant le procédé de Carrel ; on peut s'assurer facilement que l'artère est parfaitement perméable, en posant deux doigts convenablement placés au-dessus de la ligne de suture artérielle, un tout en haut pour arrêter le pouls récurrent et un placé un peu en dessous, qui perçoit très nettement le pouls carotidien avec ses caractères normaux. Ce chien vous sera d'ailleurs présenté ultérieurement, après mise à nu de la carotide au niveau de la suture, pour permettre de vérifier *in situ* l'état de l'artère et de la surface endothéliale.

II. — Anastomoses artérielles circulaires par ligature sur tube de Payr ou sur tubes prothétiques dérivés de ce dernier

(Tube de Payr à parois criblées de trous, tube de Payr à crochets, anneaux de magnésium montés sur trépied sectionnable, bagues constituées par des artères durcies, bagues de magnésium ou autres montées sur tubes amovibles par section ou sur « double-hémi-cartouche » amovible.)

J'ai actuellement à l'étude divers procédés d'anastomose artérielle circulaire dérivant du procédé de Payr. On sait que Payr a proposé l'emploi d'un tube de magnésium (résorbable) extra-vasculaire, dans lequel on introduit le bout central du vaisseau, comme un doigt dans une bague; l'extrémité du vaisseau est ensuite retournée sur la paroi externe du tube, en forme de parement, et fixée ainsi par une ligature; il suffit alors d'invaginer le bout du tube, coiffé d'endartère, dans le bout périphérique du vaisseau, endothélium contre endothélium, et de fixer le tout par une nouvelle ligature, pour avoir une anastomose circulaire au niveau de laquelle le sang ne cesse à aucun moment de rester en contact avec l'endothélium, aucun corps étranger ne se trouvant dans la lumière du vaisseau.

1° *Tube de Payr à parois criblées de trous*. — On a reproché au tube de Payr, lorsqu'il s'agit d'un vaisseau de calibre assez important, de réaliser une mauvaise condition pour la nutrition de la portion artérielle retournée, qui n'est pas possible, ou ne l'est que très difficilement, et d'avoir pour résultat la nécrose de cette partie et une thrombose à l'intérieur du vaisseau. C'est pour obvier à cet inconvénient que j'essaye actuellement des tubes de Payr à parois criblées de trous (fig. 1), permettant donc des adhérences notables entre la surface du vaisseau éversé à l'extérieur du tube et la surface externe de la partie du vaisseau situé dans la lumière même du tube, ainsi que le fait comprendre la figure 2. C'est un moyen d'éviter, pour de gros vaisseaux, la nécrose de la paroi retournée.

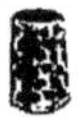

FIG. 1. — Tube de Payr à parois criblées de trous

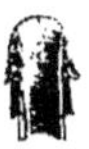

FIG. 2. — Coupe longitudinale d'une extrémité artérielle éversée sur tube de Payr à parois criblées de trous, montrant la possibilité d'adhérences entre la surface du vaisseau éversé à l'extérieur du tube et la surface externe de la partie du vaisseau située dans la lumière même du tube.

2° *Tube de Payr à crochets*. — Un autre moyen d'arriver, quoique moins facilement, au même résultat, est d'employer un tube de Payr très court et pourvu, au voisinage d'une de ses extrémités, de trois ou quatre petits crochets permettant de fixer les chefs de fils de catgut passés dans les deux bouts du vaisseau rabattus sur le tube : de cette façon, une simple ligature au catgut placée au ras de l'extrémité libre des deux bouts éversés suffit pour maintenir la coaptation des deux bouts, et on évite ainsi la nécrose en question.

3° *Tube de Payr à parois criblées de trous et à crochets.*— On peut d'ailleurs très bien combiner en un seul type les deux modèles de tube qui viennent d'être décrits et on a de la sorte le minimum de chance de nécrose (fig. 3).

4° *Anneau de magnésium monté sur trépied sectionnable*.
— Au lieu d'un tube ou d'une bague de magnésium, j'ai songé
à utiliser un simple anneau pourvu d'une rainure circulaire
placée sur sa surface externe, servant à fixer une ligature sur
les deux bouts de vaisseau retournés sur la rainure; pour
pouvoir être facilement manié, cet anneau est relié par quatre ou cinq fils de magnésium (rigides) d'un centimètre de

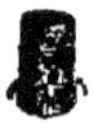

FIG. 3. — Tube de Payr à parois
criblées de trous et à crochets

FIG. 4. — *a*) Anneau de magnésium
monté sur trépied sectionnable; *b*)
coupe longitudinale d'une extrémité
artérielle éversée et liée sur l'anneau.

longueur à un second anneau ou à une bague métallique, les
fils et cette dernière bague formant une sorte de trépied
(fig. 4), qu'il est facile, une fois l'anastomose établie, de sé-
parer de l'anneau supportant l'anastomose par sections des
fils métalliques au ras de ce dernier. Pour enlever définitivement le trépied, il suffit alors de sectionner son anneau
inférieur et ses tiges au ras de l'anneau supérieur, et l'on a
ainsi une anastomose sur un support de magnésium réduit
à sa plus simple expression.

L'anneau anastomotique lui-même peut être pourvu de
quatre ou cinq crochets (comme le tube précédemment décrit)
servant à fixer plus solidement encore, au moyen d'anses de
catgut, les bords des deux parties de vaisseau éversés.

5° *Bagues en tissu artériel durci*. — Dans le but d'avoir des
tubes en matière plus rapidement résorbable que le magnésium, j'ai essayé l'emploi de tubes d'origine organique, et
tout d'abord, des tubes formés par des artères animales durcies méthodiquement. J'ai utilisé les artères de chien et de

mouton ; l'aorte descendante de chiens de tailles diverses se prête très bien à ces sortes de préparations.

Après avoir dépouillé l'artère des tissus qui l'entourent et de la majeure partie de son adventice, et préalablement réséqué à leur base les collatérales qui en partent, on lave le vaisseau à l'eau salée, et on le débite en un certain nombre de segments, qui sont chaussés sur des baguettes de verre de calibre convenable pour les empêcher de se déformer dans les liquides où on les immergera ensuite en vue de les durcir et les dégraisser. On peut arriver à les préparer suivant plusieurs procédés.

J'ai d'abord employé des immersions successives dans le formol de 10 à 15 pour 100, dans l'alcool, dans l'éther ou, mieux l'alcool-éther, l'alcool iodo-salicylé, suivies de lavages répétés à l'alcool pur pour enlever l'excès d'iode et d'acide salicylique fixés sur l'artère.

Puis j'ai substitué à l'alcool iodo-salicylé l'alcool salicylé simple (à 5 %). Mais, comme il est impossible, malgré des lavages prolongés à l'alcool, d'enlever complètement tout l'acide salicylique imprégnant le vaisseau, je me suis arrêté finalement au procédé suivant : immersion dans le formol à 10 à 15 % pendant 48 heures, dans l'alcool absolu pendant 24 heures, dans l'éther (de préférence anhydre) pendant 24 heures, et finalement dans l'alcool absolu pendant 48 heures. On laisse ensuite l'artère se dessécher à l'air. Pendant la première heure de l'immersion dans le formol, il est bon d'imprimer de temps en temps au segment artériel quelques mouvements de glissement sur la baguette de verre qui le porte, pour qu'il puisse ensuite facilement en être séparé. Pendant les immersions qui suivent celle-ci, le tube artériel est déjà assez dur pour qu'on puisse se dispenser de le monter sur baguette de verre.

On peut aussi préparer des artères sans traitement préalable par le formol, en prolongeant simplement le séjour
dans l'alcool absolu. L'emploi d'un alcool rigoureusement
absolu n'est d'ailleurs pas indispensable: un alcool au-dessus
de 96° peut déjà suffire.

L'artère une fois bien desséchée, on régularise une de ses
surfaces de section en raclant, au moyen d'un bistouri bien
aiguisé ou d'un rasoir, l'excès d'adventice qui est resté, et on
affine au rasoir l'extrémité correspondante, de façon à la
rendre très légèrement conique, ce qui facilite beaucoup son
application pour l'anastomose vasculaire.

La stérilisation se fait dans l'huile maintenue vers 150°,
pendant trois quarts d'heure, et on conserve les pièces dans
les tubes où elles ont été stérilisées. On peut se rendre compte
sur les pièces que je présente ici du parfait durcissement
des segments d'artère ainsi préparés, de la régularité de
leur calibre, et de divers autres détails que j'ai décrits à leur
sujet.

L'anastomose des vaisseaux sur bagues en tissu artériel
durci s'établit suivant la même technique que pour le tube de
Payr. Une fois effectuée, elle permet de réséquer facilement
aux ciseaux l'excès de tube et ne laisse en somme au contact des tissus qu'une étroite bague de matière facilement
résorbable.

Au lieu d'artères durcies, on peut encore employer, pour l'a-
nastomose, des petits tubes de caséine, qui se résorbent très bien
aussi. Les essais que j'ai tentés avec des tubes en catgut ne
m'ont pas encore donné satisfaction, ces tubes se déformant
fortement pendant la stérilisation. (Je n'ai pas encore essayé
de les stériliser sur baguette de verre.)

*6° Bagues de magnésium ou de tissu artériel durci montées
sur tubes amovibles par section longitudinale ou sur « double-*

hémi-cartouche » amovible. — Pour diminuer le plus possible la masse de corps étranger à résorber au niveau des anastomoses de vaisseaux, j'ai imaginé un procédé qui consiste à charger à l'extrémité d'un tube facilement sectionnable (en celluloïd par exemple) une étroite bague de magnésium ou de tissu artériel durci, pourvue sur sa surface externe de quelques fines rainures circulaires faites pour donner plus de fixité aux ligatures qui y seront posées.

On introduit le bout central de l'artère à anastomoser dans le tube chargé de la bague magnésienne ou artérielle, on l'éverse et le lie sur la bague, on invagine cette dernière dans le bout périphérique de l'artère et on pose une nouvelle ligature sur la bague. On saisit alors et immobilise entre le pouce et l'index la bague coiffée des deux manchons de vaisseau éversés et en imprimant au tube porte-bague de légers mouvements de rotation autour de son axe combinés à un mouvement de traction suivant son axe vers la partie du vaisseau opposée à la ligne d'anastomose, on sort ce tube de la bague et on le sépare du vaisseau par un trait de section longitudinale aux ciseaux. On a pu ainsi facilement opérer avec une bague qu'il eût été absolument impossible d'utiliser sans support.

On arrive exactement au même résultat en substituant au simple tube porte-bague un tube composé de deux demi-cylindres creux identiques (en laiton), qui, par conséquent, une fois coaptés par leur surface de section, constituent à eux deux un cylindre entier creusé d'une lumière.

Une des extrémités du tube, celle qui doit être utilisée comme porte-bague, est beaucoup plus mince que le reste du tube, dont les parois doivent être assez épaisses pour permettre aux deux demi-cylindres qui le forment d'être facilement maintenus en contact au moyen de quatre petites gou-

pilles placées deux sur la tranche de section de l'un, deux
sur la tranche de section de l'autre, chacune des goupilles
pénétrant dans des trous creusés dans la paroi du demi-cy-
lindre opposé. Ce tube complet a donc un peu la forme d'une
cartouche, d'où le nom de « double-hémi-cartouche » que
je lui ai donné.

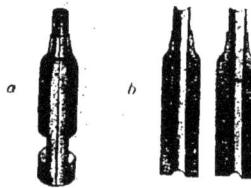

FIG. 5. — a) Double-hémi-cartouche
porte-bague, amovible; b) la même
ouverte.

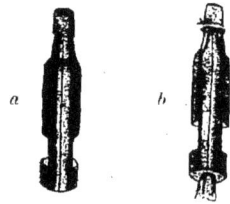

FIG. 6. — a) Double-hémi-cartouche
munie de sa bague; b) la même,
avec artère éversée et liée sur la
bague.

Au lieu d'être tenu à la main, il peut être pris entre les
mors d'une pince à forcipressure, qu'on applique dans deux
encoches placées sur la partie de chaque hémi-cartouche opposée à l'extrémité porte-bague et disposées de telle sorte
que l'axe de la pince fasse avec l'axe du tube un angle
obtus ouvert du côté de l'extrémité porte-bague: la pince ne
gêne alors nullement la manœuvre opératoire au niveau de la
bague (fig. 5).

Pour réaliser une anastomose vasculaire par bague résorbable montée sur double-hémi-cartouche, on peut s'y pren-
dre de deux façons : ou bien on monte préalablement la bague à l'extrémité de la cartouche et on opère ensuite comme
dans le cas d'un simple tube porte-bague, en séparant, une
fois l'anastomose faite et le tube retiré de la bague, chaque hémi-cartouche l'une de l'autre; ou bien on fait d'abord passer le
bout central de l'artère à travers la bague, on coapte les

deux hémi-cartouches sur l'artère en arrière de la bague, et on invagine alors la double-hémi-cartouche dans la lumière de la bague pour éverser sur cette dernière les deux extrémités du vaisseau sectionné et terminer l'opération comme précédemment (fig. 6).

Pour toutes les anastomoses *par ligature* sur tubes prothétiques que je viens de décrire, il est essentiel de faire sur le tube une ligature solide, d'autant plus qu'elle est résorbable. A cet effet, une fois le tube (ou la bague) chargé d'un bout du vaisseau éversé et invaginé dans l'autre bout du vaisseau, on place une première ligature au ras de la tranche de section de ce dernier bout, puis, avec les deux chefs du même fil, on fait quelques autres ligatures de plus en plus éloignées de cette tranche de section et par conséquent de plus en plus rapprochées de l'extrémité du tube qui s'invagine dans le vaisseau : le tube est ainsi solidement fixé, et, autre avantage, le cul-de-sac formé entre le bout invaginé du vaisseau et celui qui le recouvre n'est plus que d'une longueur très minime (1).

---

(1) Des pièces d'anastomoses carotidiennes effectuées suivant ces divers procédés sont présentées en séance et font foi d'excellents résultats.

III. — ANASTOMOSES ARTÉRIELLES CIRCULAIRES PAR suture
SUR « DOUBLE-HÉMI-CARTOUCHE »

Au lieu de me servir de la double-hémi-cartouche comme d'un simple tube porte-bague amovible, je l'ai aussi employée comme tube pouvant servir de support à une suture artérielle à effectuer sur les deux bouts de l'artère éversés sur l'extré-

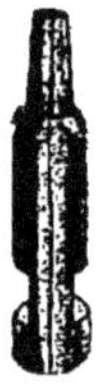

FIG. 7. — Double-hémi-cartouche à extrémité *circulaire* et à crochets, pour anastomose artérielle par suture.

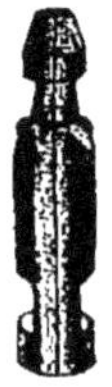

FIG. 8. — Double-hémi-cartouche à extrémité *conique* et à crochets, pour anastomose artérielle par suture.

mité de la cartouche. A cet effet, j'emploie une cartouche munie sur une même circonférence de sa surface externe, à l'union de sa partie à parois minces et de sa partie à parois épaisses, de trois fins crochets à concavité ouverte du côté opposé à l'extrémité où est éversée l'artère (fig. 7).

On passe à l'extrémité du bout central de l'artère trois fils équidistants (1), qui, après l'éversion de celui-ci sur la cartouche, sont fixés aux trois crochets pour se maintenir dans cette position. Trois autres fils équidistants sont alors passés

---

(1) Ces fils doivent être passés dans la paroi du vaisseau de dedans en dehors ; avec des aiguilles et des fils qui ne seraient pas d'une finesse extrême, on aurait des difficultés à les passer de dehors en dedans, l'adventice s'accrochant facilement aux fils.

dans l'extrémité du bout périphérique du vaisseau dans lequel on invagine la cartouche coiffée du bout central et sont fixés aussi chacun respectivement à un des trois crochets correspondants. On unit alors, soit par un seul surjet circulaire, soit mieux par trois surjets séparés par les trois points de fixation, les lèvres des deux bouts de vaisseau rabattus sur la cartouche; ces surjets peuvent d'ailleurs être faits de trois façons différentes : soit en tenant l'aiguille perpendiculairement à l'axe du vaisseau et parallèlement à son plan de section, soit en la tenant au contraire parallèlement à l'axe du vaisseau et perpendiculairement à son plan de section, soit enfin en la tenant dans une position intermédiaire aux deux précédentes, en diagonale, faisant un angle de 45° avec l'axe du vaisseau et avec l'axe de son plan de section. Les surjets fixés et bien arrêtés au niveau des fils de fixation aux crochets, on coupe ces derniers fils au ras de la suture, on saisit entre le pouce et l'index le double manchon vasculaire éversé sur la cartouche et on chasse celle-ci du manchon par une légère traction suivant son axe et dirigée du côté opposé à la ligne de suture et on sépare l'une de l'autre chaque hémi-cartouche.

Pour la double-hémi-cartouche devant spécialement servir à l'anastomose circulaire *par suture*, j'ai utilisé encore deux autres modèles, différant du précédent par la forme de l'extrémité sur laquelle doit se faire la suture. Dans le premier de ces deux modèles (fig. 8), l'extrémité en question est de forme *conique*, le cône lui-même se continuant insensiblement par une partie cylindrique d'un et demi à quelques millimètres de longueur et la base de cette dernière opposée au cône faisant un angle droit avec la partie cylindrique de la cartouche qui lui fait suite, c'est-à-dire que le diamètre de cette base est plus grand que le diamètre de cette dernière

2

partie. Pour les deux types de cartouche, l'un à extrémité circulaire, l'autre à extrémité conique, devant être appliqués pour la suture d'un vaisseau de calibre déterminé, le calibre interne de la cartouche à extrémité conique est construit plus faible que le calibre interne de la cartouche à extrémité circulaire, et le diamètre de la base du cône de la première est construit plus fort que le diamètre externe de l'extrémité cir-

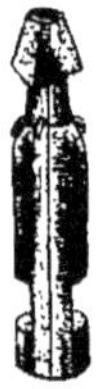

Fig. 9. — Double-hémi-cartouche à extrémité *pyramidale* et à crochets, pour anastomose artérielle par suture

culaire de la dernière: c'est dire que, avec la cartouche à extrémité conique, la dilatation des bouts artériels à suturer est, toutes choses égales d'ailleurs, plus grande qu'avec la cartouche à extrémité circulaire, que le nombre de points à faire pour un même surjet est plus grand aussi et que une fois la cartouche enlevée et l'artère revenue à son calibre normal, la suture obtenue est à points plus serrés que dans le cas de suture faite sur une cartouche à extrémité circulaire, ce qui est certainement une condition à rechercher.

Dans le second modèle (fig. 9), l'extrémité de la cartouche sur laquelle doit se faire la suture a la forme d'une *pyramide à base triangulaire*, la pyramide elle-même se continuant par une partie prismatique d'un et demi à quelques millimètres de longueur et la base de cette dernière opposée à la pyramide faisant un angle droit avec la partie cylindrique de la cartouche qui lui fait suite. Cette disposition permet, comme dans le cas du modèle précédent, de dilater les bouts de l'artère à suturer plus facilement qu'avec une cartouche à extrémité circulaire et de faire des points plus serrés. De plus, les trois surjets se font sur un chemin d'appui qui est rectiligne au lieu d'être curviligne. Dans ce cas, la suture commode à faire est celle qu'on réalise en tenant l'aiguille parallèlement à l'axe du vaisseau, et perpendiculairement à son plan de section.

Ces anastomoses par suture sur double-hémi-cartouche à extrémité circulaire, conique ou pyramidale donnent des lignes de suture très régulières, ainsi que le démontrent quelques-unes des pièces que je présente ici.

IV. — Anastomose artérielle (ou veineuse) circulaire par
ligature ou suture sur tube a revêtement endothélial
interne, inclus dans le vaisseau.

Pour des *vaisseaux à parois très épaisses*, comme l'aorte,
les procédés d'anastomose qui viennent d'être décrits sont dif-
ficiles à appliquer par suite de la *difficulté d'éverser l'extrémité
du vaisseau sur le tube anastomotique*. C'est ce qui m'a amené
à étudier une nouvelle méthode d'anastomose circulaire artérielle ou veineuse, réalisée par ligature ou suture des deux

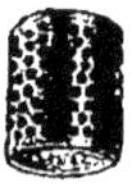

Fig. 10. — Tube en magnésium à parois criblées de trous, pour l'anastomose artérielle circulaire par ligature ou suture sur tube à revêtement
endothélial interne inclus dans le
vaisseau.

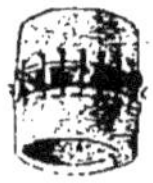

Fig. 11. — Le même, pourvu de son
revêtement endothélial interne, constitué par un segment veineux éversé
à chacune de ses extrémités, les
deux bouts de veine éversés étant
respectivement fixés l'un à l'autre
par des points de suture espacés.

extrémités à anastomoser sur un tube à revêtement endothélial interne, appliqué dans la lumière du vaisseau.

Le tube en question est un tube en magnésium très court,
à section circulaire, à extrémités mousses, et criblé de trous
(fig. 10), comme le tube de Payr modifié précédemment décrit. Sur l'animal sur lequel doit se faire l'anastomose, on
résèque un court segment de veine jugulaire, qu'on introduit
dans la lumière du tube pour en éverser les deux bouts aux
extrémités de ce dernier et les maintenir respectivement fixés
l'un à l'autre par des points de suture espacés (fig. 11 et 13).
Au lieu de cette suture, on peut simplement fixer les deux

bouls veineux par deux ligatures circulaires (fig. 12). La disposition criblée du tube a pour but de faciliter les adhé-

FIG. 12. — Comme la précédente, mais les deux bouts de veine éversés sont simplement fixés sur le tube par deux ligatures circulaires.

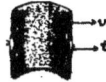

FIG. 13. — Coupe longitudinale de la figure 11. t = tube, v = segment veineux éversé.

rences entre les deux parois veineuses. Cependant, on peut utiliser aussi un tube en tissu artériel durci, qu'on tapisse de paroi veineuse comme il vient d'être indiqué.

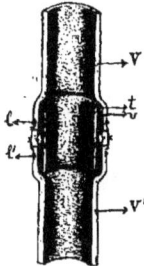

FIG. 14. — Coupe longitudinale de l'anastomose vasculaire sur tube à revêtement endothélial interne. t = tube, v = segment veineux éversé. VV' = les deux bouts du vaisseau anastomosés. ll' = ligatures fixant ces bouts sur le tube.

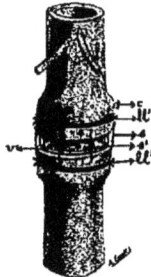

FIG. 15. — L'anastomose est vue par sa surface externe. ll' = ligatures superposées fixant les deux bouts du vaisseau sur le tube. ss' = points de consolidation, perforants. En v, on aperçoit le segment veineux éversé. c = collatérale liée au niveau de l'anastomose

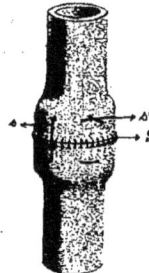

FIG 16. — Les deux bouts de vaisseau anastomosés, au lieu d'être simplement fixés sur le tube par des ligatures, sont réunis l'un à l'autre par une suture circulaire perforan'e, S.
s = point de consolidation. s' = point de consolidation en U.

Le tube anastomotique une fois préparé et maintenu dans du sérum artificiel ou mieux dans du liquide de Locke, on l'invagine dans les deux extrémités du vaisseau à anastomo-ser et on lie chacune de ces dernières sur le tube par deux tours de fil superposés (fig. 14 et 15).

Ces deux extrémités, suivant la rétraction du vaisseau, peuvent être exactement rapprochées l'une contre l'autre ou à quelques millimètres l'une de l'autre. A partir de ce moment, on rétablit la circulation dans le vaisseau, de sorte que l'arrêt circulatoire ne dure qu'un temps très court, ce qui a son importance en particulier pour l'aorte, dont l'occlusion prolongée s'accompagne de paraplégies plus ou moins durables.

Le tube anastomotique ainsi interposé, on réunit les deux extrémités de vaisseau anastomosées par quelques points de consolidation, soit simples, soit en U (fig. 16) ou, mieux, si elles sont parfaitement rapprochées l'une de l'autre, par une suture circulaire complète (surjet à la soie) (fig. 16).

Il se fait des adhérences très rapides entre l'endothélium veineux et l'endothélium artériel; peu à peu, le tube anastomotique se résorbe et la cicatrisation s'obtient sans rétrécissement aucun du vaisseau.

Le tube anastomotique préparé d'avance, l'opération s'effectue avec une très grande rapidité.

V. — Greffes de segments de vaisseaux par **ligature**
sur tubes prothétiques:

On sait que les greffes de segments artériels ou veineux sur
le trajet d'une artère sont possibles entre animaux de même
espèce et quelquefois entre animaux d'espèces différentes,
grâce à la suture circulaire perforante à points d'appui. J'ai
essayé de réaliser de telles greffes avec divers modèles de
tubes prothétiques décrits plus haut comme dérivant du tube
de Payr, notamment en me servant de bagues de tissu artériel durci, montées ou non sur double-hémi-cartouche.

1. *Greffes de segments de vaisseaux par ligature sur ba-*
gues de magnésium ou de tissu artériel durci, montées ou non
sur double-hémi-cartouche. — La technique est la même que
dans les cas où il s'agit d'une simple anastomose circulaire:
on peut, pour l'anastomose de chaque extrémité du segment
à greffer, coiffer d'abord la bague anastomotique avec un des
bouts du segment et invaginer ensuite le tout dans le bout
central ou périphérique du vaisseau, ou bien éverser d'abord
sur la bague un des bouts du vaisseau et engainer ensuite
le tout dans un des bouts du segment à greffer; ou bien
encore utiliser la première technique pour un côté de l'anastomose, et la seconde pour l'autre côté.

Il est bon de régler sa technique d'après le sens du courant
sanguin dans le vaisseau, artère ou veine, et de réaliser les
anastomoses de façon que l'engainement réciproque des deux
bouts de vaisseau éversés sur une même bague ne donne pas
lieu à la formation d'un cul-de-sac ouvert dans le sens opposé
au courant sanguin; si la technique adoptée a pour résultat

un tel cul-de-sac, il faut le diminuer le plus possible, ce à quoi on arrive très facilement en posant sur la partie des vaisseaux fixés sur la bague quelques ligatures se rapprochant de plus en plus du bord de la bague où a été faite l'éversion.

2. Greffes par ligature sur tubes fenêtrés porte-greffes. — Au lieu de réaliser l'anastomose d'un segment de vaisseau avec deux bagues isolées l'une de l'autre pour chaque extré-

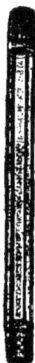

Fig. 17. — Tube fenêtré porte-greffe en magnésium (premier modèle)

mité, j'ai essayé aussi de me servir d'un tube formé de deux bagues de magnésium à parois criblées de trous et réunies l'une à l'autre (dans le sens de l'axe passant par leur centre de figure) au moyen de quatre ou cinq fils rigides de magnésium insérés sur les bords de chacune qui se font vis-à-vis (fig. 17). La longueur totale du tube fenêtré ainsi réalisé est légèrement supérieure à la longueur du segment à souder (artériel ou veineux), qui peut être étiré facilement pour sa fixation sur le tube. Pour faire une greffe avec ce tube, on commence par y fixer le segment de vaisseau à greffer. On fixe sur une des deux tranches de section du segment, et en des points équidistants, trois fils de soie fine, et sur la tranche opposée un seul fil; ce dernier fil restant encore enfilé dans l'aiguille, on introduit celle-ci dans une extrémité du tube tenu vertical, et le poids de l'aiguille entraîne le fil correspondant au-delà de l'autre extrémité du tube; le tube immobilisé en position verticale, on rabat le bout supérieur du segment sur la bague correspondante du tube, en tirant progressivement en bas sur les trois fils qui y sont fixés, et on pose une ligature circulaire au catgut sur la manchette de vaisseau ainsi éversée. On retourne ensuite le tube de haut en bas, on tire légèrement sur le fil fixé à la seconde extrémité du segment, on passe deux autres fils équidistants dans la paroi de cette extrémité et on rabat celle-ci comme la précédente, en la fixant sur la bague par une ligature au catgut. Il suffit de couper les six fils attenant aux deux extrémités pour avoir le tube porte-greffe, chargé de sa greffe, prêt à être invaginé dans les deux bouts du vaisseau où on doit l'interposer et où on le fixe au moyen de deux nouvelles ligatures au catgut. Pour diminuer la quantité de matière à résorber, on peut réséquer au ras des deux bagues les fils métalliques qui les unissent, et, en fin de compte, il ne reste plus du tube fenêtré que les deux bagues terminales.

S'il s'agit de greffer un segment veineux, il faut bien avoir soin de l'interposer sur le trajet du vaisseau dans une direction telle que les valvules qu'il peut contenir ne mettent point obstacle au cours du sang.

Une modification du tube précédent est la suivante. Au lieu de deux bagues réunies par des fils, on a deux bagues réunies par des lanières longitudinales, des fenêtres longitudinales ayant été taillées sur un tube cylindrique à parois initialement pleines (fig. 18). Une fois l'anastomose faite, il suffit, pour ne

conserver que les deux bagues terminales, de réséquer les
lanières au ras des bagues (1).

On peut encore utiliser comme porte-greffe deux bagues de
magnésium pincées chacune dans la concavité d'un ressort,
chaque ressort étant fixé dans une tige parallèle à l'axe du

Fig. 18. — Tube fenêtré porte-greffe en magnésium (second modèle)

vaisseau et les deux tiges coulissant l'une dans l'autre (avec
ou sans crémaillère), ce qui permet de faire varier à volonté
la longueur du tube. Une fois l'anastomose faite, il est facile
d'enlever tiges et ressorts. Les bagues peuvent, d'ailleurs,
être en tissu artériel durci.

Enfin, je me suis servi encore, comme tubes fenêtrés, soit
de tubes en tissu artériel durci, soit de bagues de ce même
tissu, enchâssées dans les extrémités bifides de fils métalliques réunissant les bords de ces bagues qui se font vis-à-vis:

(1) Il peut y avoir des cas où il soit préférable de ne point réséquer les
lanières et même d'employer comme tubes porte-greffes des tubes relativement
peu fenêtrés (à parois simplement criblées de trous par exemple): il en serait
ainsi si l'on voulait greffer sur le trajet d'une grosse artère (aorte) un segment
veineux (diminution de la dilatation progressive du segment veineux greffé).

pour donner plus de fixité aux bagues, trois anses de fils métalliques longitudinaux très fins les réunissent l'une à l'autre et tendent à les maintenir appliquées sur les extrémités
bifides des autres fils par torsion de leurs chefs tournés ensemble deux à deux. Après anastomose du segment au vaisseau, on réséque ces derniers fils et on enlève les autres en
éloignant légèrement l'une de l'autre les deux bagues.

J'ai greffé avec succès, suivant ces divers procédés, des segments de jugulaire sur la carotide (dont une partie est préalablement réséquée) des mêmes animaux d'où provient la
jugulaire et des segments de carotide d'un chien à un autre.
Je vous présente quelques pièces montrant le résultat de ces
greffes.

VI. — GREFFES DE SEGMENTS DE VAISSEAUX PAR **suture**

SUR DOUBLE-HÉMI-CARTOUCHE A DOUBLE EXTRÉMITÉ CONIQUE

Une technique de même genre que celle que j'ai employée pour l'anastomose circulaire simple par suture sur double-hémi-cartouche, peut être appliquée lorsqu'il s'agit de greffer un segment de vaisseau. La cartouche dont je me sers dans ce cas est la même que la double-hémi-cartouche à extrémité conique, avec cette différence que ses deux extrémités sont identiques, c'est-à-dire coniques toutes deux, et qu'au lieu d'une double encoche s'adaptant aux mors d'une pince à forcipressure, elle en porte trois, une double près de chaque extrémité (chaque double encoche ayant une direction oblique par rapport à l'axe du tube et d'obliquité inverse l'une par rapport à l'autre) et une double à la partie médiane du tube (celle-ci ayant une direction perpendiculaire à l'axe du tube). La cartouche peut donc être saisie dans les mors d'une pince à forcipressure, soit par son milieu, soit par une de ses extrémités, et, dans ce cas, elle est saisie de telle sorte que la pince fasse avec l'axe de la cartouche un angle obtus ouvert du côté où on pratique l'anastomose et ne gêne en aucune façon les mains de l'opérateur à ce niveau. Comme dans le cas de la double-hémi-cartouche à une extrémité conique, trois petits crochets sont fixés près de chaque extrémité et ouverts respectivement du côté opposé à chaque extrémité (fig. 19).

La cartouche étant ouverte, et trois fils équidistants étant fixés sur chaque tranche de section du segment à greffer, on tire, au moyen des fils, sur chaque extrémité pour appuyer le segment dans la gouttière de l'hémi-cartouche, et on appli

que l'une contre l'autre les deux hémi-cartouches. Le segment étant ainsi inclus dans la lumière de la double-hémi-cartouche fermée, on rabat un de ses bouts sur une extrémité
de la cartouche et on fixe ses trois fils aux crochets correspondants. On fait de même sur l'autre extrémité de la cartouche et on n'a qu'à effectuer l'anastomose, de chaque côté,

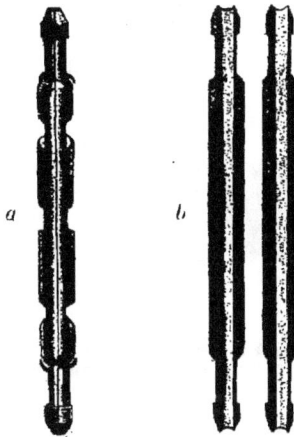

FIG. 19. — a) Double-hémi-cartouche à double extrémité conique, pour greffes
de segments de vaisseau par suture; b) la même, ouverte.

suivant la technique déjà indiquée à propos de l'anastomose
circulaire simple par suture sur double-hémi-cartouche. Une
fois les sutures faites, on enlève la cartouche en exerçant sur
les deux manchons vasculaires rabattus aux extrémités une
légère traction dirigée, pour chacun d'eux, dans un sens opposé à la partie médiane du tube.

Les sutures ainsi réalisées sont très régulières, comme
le montre la pièce de greffe carotidienne que je présente aujourd'hui.

VII.— Greffes de segments de vaisseaux par suture sur tube
PARAFFINÉ OU A REVÊTEMENT ENDOTHÉLIAL INTERNE, CHARGÉ DU
GREFFON SUR SA PAROI EXTERNE ET AMOVIBLE APRÈS GREFFE.

Comme je l'ai fait remarquer plus haut pour la greffe de
segments de vaisseaux à parois très épaisses, comme l'aorte,
il est difficile, souvent impossible même, de pratiquer sur un
tube l'éversion des extrémités du segment à greffer, et d'autre

FIG. 20. — Tube métallique à extrémités taillées en biseau et pourvues de
rainures circulaires et de deux gorges circulaires (servant de porte-greffe
après paraffinage).

part, on a le plus *grand intérêt à n'interrompre la circulation
dans le vaisseau que pendant le temps le plus court possible.*
Voici alors la technique que j'ai suivie dans les cas de ce
genre.

On applique en manchon le segment aortique à greffer sur
la surface externe d'un tube métallique à extrémités circulaires ou taillées en biseau mousse et pourvu de fines rainures et de deux gorges circulaires (fig. 20). La surface
interne du tube est préparée de telle sorte que le sang ne
coagule pas à son contact : on arrive à ce résultat, soit en
paraffinant le tube, soit en tapissant sa surface interne avec
un segment de jugulaire réséqué sur l'animal lui-même ou

sur un autre animal: dans ce dernier cas, l'épaisseur de paroi
de chaque extrémité du tube est un peu plus faible que celle
du reste de la paroi, de façon à permettre l'éversement de
chaque bout du segment veineux et sa ligature sur la gorge

FIG. 21. — **Tube métallique pour la
greffe sur tube à revêtement endothélial interne.**

FIG. 22. — **La même, à extrémités légèrement coniques. (Une extrémité
seulement a été représentée.)**

portée par l'extrémité du tube, tout en conservant sensible-
ment un même calibre pour les extrémités du tube et pour
sa partie moyenne (fig. 21, 22, 23). Le tube porteur de la greffe
étant ainsi préparé (maintenu dans du sérum artificiel), on
introduit chacune de ses extrémités (libres, non chargées du
greffon, celui-ci étant plus court que le tube) respectivement
dans le bout correspondant de l'aorte où l'on veut pratiquer
la greffe et on la lie sur le tube au moyen de deux ligatures
temporaires au gros catgut, posées sur chacune des gorges placées aux extrémités du tube (fig. 24). A chaque extrémité du
greffon, on a bien soin de faire venir parfaitement au contact
l'une de l'autre la tranche de section du greffon et la tranche
de section du vaisseau. A partir de ce moment, la continuité
et l'étanchéité du vaisseau sont réalisées, et on rétablit la circulation dans le vaisseau. On peut alors, au moyen d'une
double suture circulaire perforante (à la soie), anastomoser
définitivement chaque extrémité du greffon à l'aorte (fig.
24, ss'), en opérant aussi lentement qu'il est nécessaire, puis-
que la circulation se fait normalement.

La suture finie, on enlève les ligatures temporaires fixant les extrémités aortiques sur le tube anastomotique et il ne reste plus qu'à retirer le tube du vaisseau : à cet effet, on interrompt à nouveau la circulation en posant une pince à

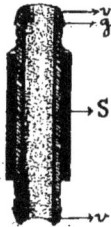

FIG. 23. — Coupe longitudinale du tube de la figure 21 pourvu de son revêtement endothélial interne constitué par la paroi veineuse *v* éversée à chacune de ses extrémités et liée sur les gorges *g*. Le segment à greffer S est chargé sur la paroi externe du tube.

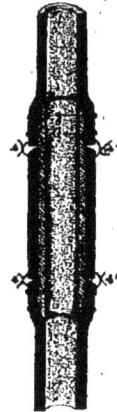

FIG: 24. — Chaque extrémité du tube porte greffe de la figure 23 est invaginée dans les bouts du vaisseau où doit se pratiquer la greffe et y est maintenue par deux ligatures temporaires, une placée sur la gorge *g*, l'autre sur la gorge *G*. En *ss'*, points de suture réunissant le greffon au vaisseau.

deux centimètres environ au-dessus de la ligne de suture supérieure et une autre au-dessous de la ligne de suture inférieure; on fait, sur la partie du vaisseau directement située au-dessous de la pince supérieure, une petite incision longitudinale par laquelle on chasse au dehors le tube et immédiatement on reforme cette incision par une suture perforante à la soie, qui peut s'effectuer très rapidement. On enlève alors définitivement les pinces.

Cette dernière interruption de circulation nécessitée pour

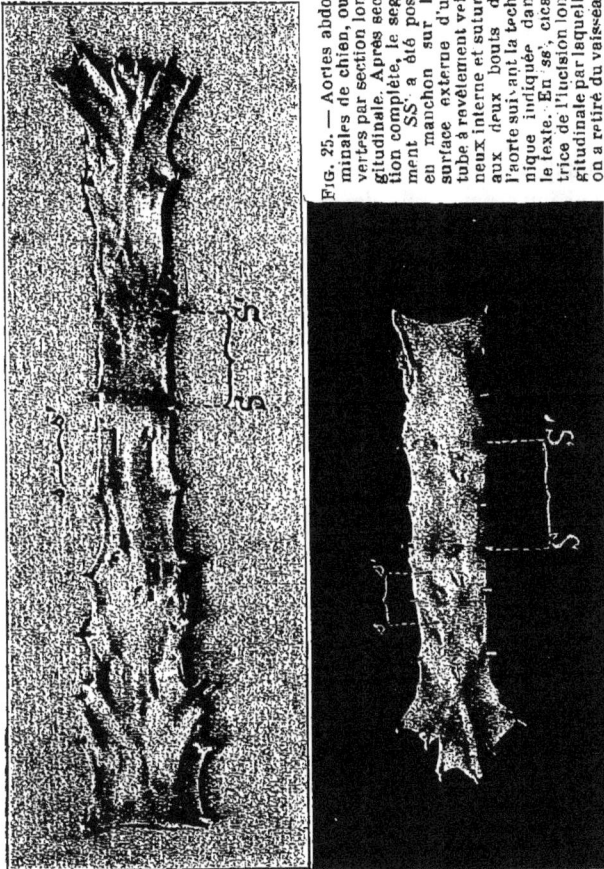

FIG. 25. — Aortes abdominales de chien, ouvertes par section longitudinale. Après section complète, le segment SS' a été posé en manchon sur la surface externe d'un tube à revêtement velneux interne et suture aux deux bouts dé l'aorte suivant la technique indiquée dans le texte. En ss', cicatrice de l'incision longitudinale par laquelle on a retiré du vaisseau le tube porte-greffe.

pratiquer l'exclusion du tube anostomotique pourra même probablement être évitée par l'emploi de pinces que j'ai actuellement à l'étude, et qui permettraient de faire la suture sur les lèvres de l'incision hermétiquement rapprochées l'une contre l'autre par de fins mors à directions parallèles à ces lèvres.

Je n'ai pas encore tenté la greffe d'un segment aortique d'un animal à un autre; mais j'ai réalisé l'opération qui vient d'être décrite en sectionnant, sur le chien, un segment d'aorte abdominale et en rétablissant, sur le même animal, la continuité aortique, par suture de ce segment aux extrémités libres du vaisseau, suivant les détails de la technique ci-dessus indiquée. Après plusieurs échecs, j'ai obtenu de cicatrisations parfaites, avec perméabilité absolue du vaisseau, ainsi que le montrent les pièces que je vous soumets, prélevées sur des animaux sacrifiés trois semaines à un mois après l'opération. Sur les photographies qui les reproduisent (fig. 25), on voit la cicatrice des deux lignes de suture circulaire en ss' et celle de la suture longitudinale (latérale) au niveau de l'incision ayant servi à l'exclusion du tube en ss' (1).

_____

(1) Au moment où ce travail est sous presse, je prends connaissance de très intéressantes recherches de Carrel, où l'auteur étudie des techniques permettant de faire des opérations *plastiques* sur les gros vaisseaux du thorax sans interrompre la circulation, parmi lesquelles il essaye le « tubage temporaire de l'aorte ». Je cite son expérience à ce sujet : « L'aorte descendante, au niveau » de sa partie supérieure, fut ouverte par une incision longitudinale et un » tube paraffiné introduit et fixé dans sa lumière. Cette petite opération fut » faite à l'aide d'une courte interruption de la circulation. La circulation » étant rétablie, on put réséquer à loisir la paroi antérieure du segment » aortique tubé et y substituer un lambeau de veine cave conservé en cold sto- » rage. L'opération dura 24 minutes. Puis, on interrompit un instant la circu- » lation et on enleva le tube à l'aide d'une petite incision de la paroi aortique. » La circulation fut rétablie. L'animal guérit sans incident. 12 jours après » l'opération, il mourut subitement d'une hémorragie, due à la nécrose d'un » des bords du lambeau veineux. » (A. CARREL. Chirurgie expérimentale de l'aorte thoracique facilitée par la méthode de Meltzer. *Presse méd.*, 5 janv. 1910, p. 9.)

VIII. — APPLICATIONS A LA TRANSFUSION DU SANG ET A L'ÉTUDE
DE LA COAGULATION DU SANG

On sait que les procédés de transfusion directe du sang,
d'homme à homme, actuellement les plus en faveur, surtout
en Amérique, consistent à anastomoser l'artère du transfuseur à la veine du transfusé, soit directement par suture circulaire, soit par l'intermédiaire d'un tube de Payr légèrement modifié, le tube de Crile, qui a déjà subi lui-même, de la
part des divers médecins qui l'ont appliqué, de nombreuses
modifications de détail. Mais, dans ces conditions, soit qu'on
fasse la transfusion par suture artério-veineuse circulaire,
soit qu'on la fasse par anastomose sur un tube de Crile, l'opération nécessite une large dénudation des vaisseaux, en particulier de l'artère, qu'on doit invaginer dans le tube pour l'é-
verser ensuite à son extrémité, et crée par conséquent au
moins une plaie assez importante. De plus, la distance est
minime entre l'artère du transfuseur et la veine du transfusé,
les avant-bras des deux patients réciproquement appliqués
l'un contre l'autre gênent fortement l'opération de la suture
ou de l'anastomose sur tube de Crile, et le moindre déplace-
ment de l'un d'eux peut avoir de fâcheuses conséquences. Je
me suis alors demandé si l'on ne pourrait pas pratiquer la
transfusion en interposant entre l'artère et la veine un segment artériel ou veineux prélevé sur un animal (1).
    La greffe extemporanée de ce segment peut se faire de deux

(1) C. FLEIG. Méthode de transfusion du sang par anastomose, entre
l'artère et la veine, de segments de vaisseaux hétérogènes. C. R. Soc. Biol.,
LXVII, 18 déc. 1909, p. 775.

façons : ou bien on rabat chacune de ses extrémités sur la paroi externe d'un tube de Payr (en métal quelconque), où on la lie solidement par plusieurs ligatures dont les fils peuvent être fixés finalement sur trois petits crochets soudés sur le tube, pour invaginer ensuite chaque extrémité respectivement dans les bouts centraux de l'artère et de la veine, qu'on lie à leur tour sur les tubes en fixant également les fils des ligatures aux crochets; ou bien on se sert d'un tube un peu plus long que le segment lui-même, dans lequel on introduit ce dernier pour en éverser les deux bouts aux extrémités du tube, où on les lie, et les invaginer, comme précédemment, dans les bouts centraux de l'artère et de la veine. Les plaies nécessitées pour la transfusion sont ainsi réduites à leur minimum et la distance entre les deux vaisseaux rend l'opération plus commode.

Comme tube porte-greffe, il vaut mieux employer un tube à parois fenêtrées, permettant d'imprégner de sérum physiologique la surface externe du vaisseau qu'il contient; en tout cas, si l'on emploie un tube plein, il faut que sa paroi soit percée au moins de quelques trous, pour éviter d'emprisonner de l'air entre cette paroi et le segment du vaisseau, ce qui aurait pour résultat de s'opposer à l'adossement parfait du vaisseau contre le tube et en diminuerait la perméabilité.

Si, comme segment intermédiaire, on se sert d'une veine, il faut avoir soin, au cas où elle serait pourvue de valvules, de l'interposer entre l'artère et la veine dans le sens convenable.

Pour fixer un segment veineux dans le tube, il suffit d'attacher un fil en un point de la tranche de section d'un de ses bouts, et d'attirer l'autre bout dans le tube, en le chargeant provisoirement sur l'extrémité terminée en crochet d'un fil métallique rigide; on éverse alors ce bout sur la surface externe du tube, au moyen de pinces fines, et on le lie sur

le tube; le fil attaché à l'autre bout sert à tirer sur ce dernier pour l'éverser, en s'aidant de pinces, à l'autre extrémité
du tube, où on le lie aussi. — S'il s'agit d'un segment artériel, il est plus commode, pour éverser les extrémités, de passer trois fils à l'un de ses bouts, et un à l'autre; le premier
bout une fois éversé et fixé sur le tube, on tire sur le fil attenant à l'autre, on passe dans ce second bout deux autres fils
équidistants, et en tirant sur les trois fils à la fois, on l'éverse
et le fixe comme précédemment. Le segment artériel doit
avoir été au préalable dépouillé le plus possible de son adventice et des points fixés à ses extrémités doivent être faits de
dedans en dehors.

La greffe doit être constamment imprégnée de sérum artificiel et préservée de tout contact avec les tissus de la plaie
autres que l'endothélium vasculaire.

Pour l'hémostase avant l'interposition du segment de vaisseau et après que la transfusion est faite, on emploie des
pinces à pression continue.

En opérant soit avec deux petits tubes à chaque extrémité
du segment, soit avec un seul tube porte-greffe, la continuité
de l'endothélium étant parfaite d'un bout de vaisseau à l'autre, j'ai constaté qu'on pouvait très bien interposer sur le
trajet d'une artère carotide de *chien* un segment de veine
cave ou d'artère carotide de *lapin* (carotide de très gros la-
pins), et qu'au bout de plusieurs heures (huit à douze heures)
il n'y avait pas trace de coagulation à l'intérieur du segment.
De même en interposant sur des carotides de chien des artérioles ou des veines de *mouton* et des veines de *chat*. A plus
forte raison, on peut relier, par l'intermédiaire d'un segment
artériel ou veineux hétérogène, le bout central de la carotide
d'un chien au bout central de la jugulaire d'un autre, en vue
d'une transfusion plus ou moins prolongée. La longueur des
segments interposés a varié de 5 à 10 centimètres.

Avec des artères ou des veines prélevées aseptiquement,
bien purgées de sang par plusieurs lavages et conservées
très longtemps à la glacière (*de plusieurs jours à un mois*)
dans du liquide de Locke, j'ai obtenu les mêmes résultats, ce
qui peut être d'un grand intérêt pratique pour l'application
à la transfusion chez l'homme. Les vaisseaux revenus à la
température du corps paraissent reprendre leurs caractères
normaux; les artères, en particulier, conservent parfaitement
leur élasticité et leur fermeté et se laissent fortement étirer
sans se rompre. Les vaisseaux sont conservés avec leur adventice, qu'on enlève ensuite au moment de les utiliser pour
la transfusion.

J'ai aussi congelé à —18°, pendant un quart d'heure, dans
un mélange de glace et de sel, des artères carotides de chien
et des artérioles de mouton immergées dans du liquide de
Locke et, après les avoir ensuite laissé revenir à la température du laboratoire, je les ai interposées sur le trajet de carotides de chien pendant huit heures, sans pouvoir constater
la moindre coagulation à leur niveau. La fusion de la glace
autour des vaisseaux n'avait d'ailleurs été complète que plus
de demi-heure après qu'on les eût retirés du mélange réfrigé-
rant.

Dans quelques cas même, des artères ou des veines de
lapin ou de chien, conservées à la glacière dans de l'eau distillée, ou, soit à la glacière, soit à la température du laboratoire, dans de l'eau salée chloroformée, pendant 24 à 48
heures, se sont montrées tout aussi aptes que les précédentes
aux expériences d'interposition sur des carotides ou des fémo-
rales de chien. Cependant, les artères conservées dans l'eau
distillée ou dans l'eau chloroformée n'offraient pas au même
degré que les autres les caractères d'élasticité et de fermeté
que nous avons vus.

Je vous présente, dans une série de tubes, fixés dans le formol, un certain nombre de segments artériels ou veineux ayant servi à des interpositions artérielles après conservation plus ou moins longue à la glacière ou à la température du laboratoire dans les milieux que j'ai cités. Macroscopiquement, ils ne paraissent différer en rien de segments normaux, et l'endothélium a parfaitement conservé son aspect lisse et régulier.

Ces expériences montrent qu'on peut très bien se servir, pour la transfusion, de vaisseaux d'une espèce animale différente de celle qui fournit le sang et, à la première occasion, je les appliquerai à la transfusion du sang chez l'homme (1).

Elles sont d'ailleurs parfaitement corroborées par les observations que j'ai faites sur l'état du sang conservé *in vitro* dans des segments veineux d'espèce hétérogène (2).

Pour cette étude, je me suis servi de petits tubes cylindriques à parois minces et percés de quelques trous, et à bords légèrement épaissis sur leur circonférence externe (pour permettre d'y fixer des ligatures) (fig. 26). On tapisse la surface interne du tube avec un segment de veine cave de chien ou de veine cave ou de jugulaire d'un gros animal, et on éverse en dehors les deux bouts du segment sur chaque extrémité

---

(1) Dans le but d'augmenter la longueur du segment vasculaire anastomotique entre l'artère et la veine, j'ai utilisé aussi une méthode consistant à anastomoser entre eux plusieurs segments de vaisseau, artériels ou veineux. En réunissant, soit par des tubes de Payr, soit par des tubes porte-greffes, des segments réséqués de carotide et de jugulaire de chien, on arrive à obtenir une longueur d'anastomose de 20 à 30 centimètres, et les mouvements possibles des deux patients deviennent sans danger aucun. — Cf. C. FLEIG. Transfusion directe du sang par anastomose d'un ou de plusieurs segments de vaisseaux hétérogènes. (*Sous presse.*)

(2) C. FLEIG. Vases à revêtement interne d'endothélium vasculaire pour la conservation du sang *in vitro*. Absence de coagulation au contact d'endothélium d'espèce hétérogène. *C. R. Soc. Biol.*, LXVIII, 22 janvier 1910, p. 121.

du tube en les fixant par une ligature circulaire. On ferme à
une extrémité le cylindre ainsi tapissé, en appliquant un lambeau assez large du même vaisseau, qu'on tend sur le bord du
cylindre, son endothélium tourné du côté de ce bord, et qu'on
fixe par une ligature circulaire placée entre la précédente et
le bord du tube. De cette façon, la surface interne du vase
ainsi réalisé est uniquement formée par l'endothélium vasculaire (fig. 27 a). Les segments veineux utilisés pour cette pré-
paration sont, au préalable, complètement dépouillés de sang
par lavages successifs dans le liquide de Locke ou dans d'autres liquides nutritifs appropriés, où on les laisse immergés
jusqu'au moment de s'en servir, puis lavés à l'eau salée pure
pour être débarrassés des petites quantités de sel de calcium
dont ils sont imprégnés par suite de leur séjour antérieur
dans le liquide de Locke ou dans d'autres sérums calciques.
Au lieu de segments veineux, on peut aussi employer des segments artériels de gros animaux, mais moins commodément,
l'éversion des bords de ces artères étant moins facile que
celle des bords d'une veine. On a grand soin d'éviter la dessiccation du vase endothélial, en l'entourant d'un manchon
d'ouate imbibé de sérum artificiel et plongeant lui-même dans
un petit cristallisoir où se trouve une mince couche du même
liquide. Le vase lui-même peut être fermé par un petit couvercle constitué par une rondelle de verre recouverte aussi
d'un lambeau veineux (1), l'endothélium de ce dernier étant
tourné vers la lumière du tube (fig. 28); le couvercle est pro-
tégé, à son tour, contre la dessiccation par une mince compresse imbibée de sérum artificiel, qui le recouvre. Enfin, le
tout est placé sous cloche dans une atmosphère humide.

(1) Lambeau provenant d'un segment de veine cave ou de jugulaire ouvert
par une incision longitudinale.

L'opération, dans ses moindres détails, doit avoir été con-
duite aseptiquement, en évitant le contact des antiseptiques
avec les parois vasculaires et en prenant soin de toucher le

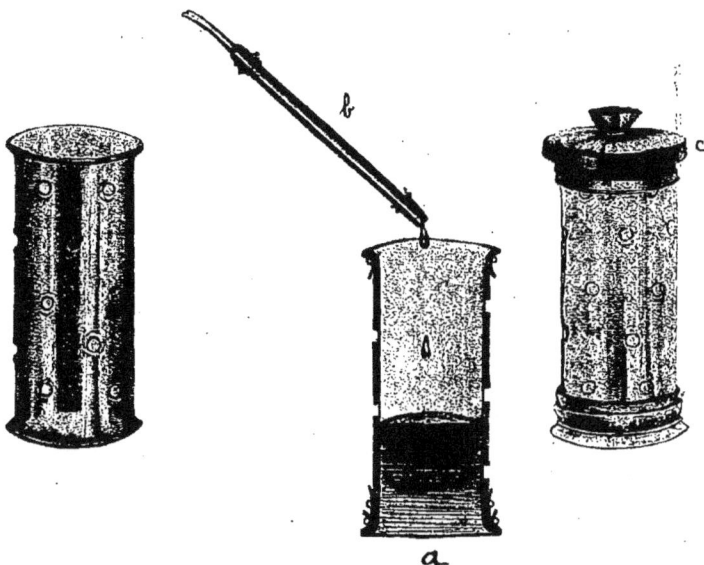

FIG. 26. — Tube en verre percé de trous, pour servir de charpente au vase à revêtement interne d'endothélium vasculaire.

FIG. 27. — *a*) Vase à revêtement interne d'endothélium vasculaire, pour la conservation du sang *in vitro* (coupe longitudinale). *b*) Canule à revêtement interne d'endothélium vasculaire (coupe longitudinale); les deux bouts du segment vasculaire tapissant l'intérieur de le canule sont éversés à chaque extrémité de celle-ci et l'un d'eux s'invagine dans le vaisseau où l'on fait la prise de sang.

FIG. 28. — Vue extérieure du vase à revêtement interne d'endothélium vasculaire, fermé par son couvercle endothélial, *c*.

moins possible l'endothélium avec les doigts ou un autre corps
étranger.

En faisant arriver aseptiquement dans un vase ainsi préparé et tapissé de veine cave de chien par exemple du sang

humain recueilli par ponction d'une veine, au moyen d'une aiguille de calibre permettant de la paraffiner, on peut le maintenir pendant des heures sans qu'il coagule. De même, et
mieux encore, pour le sang de lapin, si l'on a soin de le
faire couler goutte à goutte dans le vase par l'intermédiaire
d'une canule à surface interne tapissée d'une carotide de lapin dont on a éversé les bouts à chaque extrémité de la canule (fig. 27 b) : le sang s'écoule alors dans le vase sans avoir
été à aucun moment en contact avec un corps étranger et,
au contact de l'endothélium hétérogène du vase, ne coagule
pas. En tapissant de la même façon une canule avec une artère ou une veine de chien, et en l'introduisant dans le bout
périphérique d'une veine chez un individu soumis à une sai-
gnée thérapeutique, on arrive au même résultat. Chez l'animal, au lieu d'introduire dans une artère la canule tapissée
d'un segment vasculaire, on peut passer le bout central de
l'artère dans une courte canule, et en éverser le bout sur l'extrémité de cette dernière, mais le procédé est moins commode
que celui de la canule préalablement tapissée.

En maintenant à la glacière les sangs ainsi recueillis, on les
conserve plusieurs jours sans qu'ils coagulent. Il est à peine
besoin de dire qu'il en est de même si le sang est de même espèce animale que les parois vasculaires utilisées (chien). —
Après avoir fait arriver dans le vase du sang de lapin, on
peut, suivant la même technique, y faire arriver du sang de
chien : le mélange des deux sangs ainsi réalisé n'amène pas
la coagulation.

Ces faits peuvent être le *point de départ de recherches diverses sur la coagulation du sang et, plus spécialement, sur
la comparaison des propriétés biologiques du sang total, du
plasma, du sérum et des globules lavés (en particulier dans
l'étude du mécanisme de l'immunité, des ferments du sang,*

etc.); pour obtenir du plasma de mammifère, il suffit, avec les dispositifs décrits, de laisser déposer les globules, ou, mieux, de placer, à la centrifuge, dans des éprouvettes à fond plat, les vases endothéliaux remplis de sang.

Je signale enfin *l'intérêt des canules à gaine endothéliale* (fig. 27 *b) pour des prises de sang successives en vue d'études sur la coagulation et pour l'obtention de grandes quantités de sang dans les saignées pratiquées sur des vaisseaux de très petit calibre.*

IX. — Application a l'étude de divers problèmes physiologiques.

Les divers procédés d'anastomose ou de greffe vasculaire étudiés dans ce travail sont susceptibles encore d'applications multiples, notamment pour les greffes d'organes à pédicule vasculaire, ces greffes pouvant être réalisées soit par anastomose directe du pédicule sur les vaisseaux de l'organisme porte-greffe, soit par interposition entre le pédicule et ce dernier de segments de vaisseaux plus ou moins longs. Il y a lieu de songer à la fois aux greffes *définitives* et aux greffes *extemporanées*. Ces dernières présentent déjà un grand intérêt, en particulier pour l'étude des modifications de fonctionnement des organes soustraits à l'action de leur système nerveux extrinsèque et du rôle de leurs éléments nerveux intrinsèques. On a ainsi un moyen d'étudier l'importance respective de ces facteurs, tout en conservant aux organes en question une irrigation aussi normale que possible par le sang total (au lieu de sang défibriné, de sérum sanguin ou des sérums artificiels généralement utilisés pour la nutrition des organes artificiellement isolés du corps) et de se rendre compte du mécanisme périphérique (local, intra-organique) de certaines actions nerveuses ou humorales produites par divers agents physiologiques ou chimiques (médicamenteux, toxiques, etc.).

Pour donner quelques exemples à ce point de vue, je cite les suivants, que je me réserve d'étudier : 1° sur un chien dont on a greffé extemporanément un rein au cou (1) (sur la

---

(1) Rein provenant du même animal ou d'un autre animal.

carotide et la jugulaire), étude comparée de la sécrétion du
rein normal et du rein greffé, des diurèses artificiellement
provoquées par injection de nitrate de soude, de théobromine,
de solutions isotoniques ou hypertoniques de sucres, de sel
ou d'autres diurétiques; étude comparée des glycosuries phlo-
ridzinique, pancréatique, de la perméabilité rénale, des actions vaso-motrices provoquées par divers agents (aldéhyde
formique, fumée de tabac, nicotine, autres alcaloïdes, diurétiques, etc.), des modifications produites par les agents hypoten-
seurs ou hypertenseurs ; 2° sur un chien ayant un segment
de pancréas (pancréas seul ou pancréas et duodénum du
même animal ou d'un autre animal) greffé extemporanément
au cou, étude des effets sécrétoires de l'injection intravei-
neuse de secrétine, de l'injection d'acide dans le duodénum
resté en place ou dans le duodénum greffé avec le pancréas;
3° greffe d'un cœur isolé en circulation coronaire sur la carotide et la jugulaire d'un autre animal, le bout central de
l'aorte du cœur isolé étant anastomosé au bout central de la
carotide de l'animal, et le bout central de l'artère pulmonaire
du cœur isolé étant anastomosé au bout central de la jugulaire de l'animal (1).

Remarquons que ces greffes extemporanées, en supprimant
totalement l'action du système nerveux extrinsèque à l'organe
greffé, permettent des études qui seraient impossibles par la
méthode des greffes définitives, des relations nerveuses nouvelles s'établissant, dans le cas de ces dernières, entre l'organe greffé et le reste de l'organisme.

Cette méthode réalise en somme de vraies circulations artificielles d'un liquide normal, le sang, à travers des organes

_____

(1) Cf. J.-F. Heymans et M. Kochmann. Une nouvelle méthode de circulation
artificielle à travers le cœur isolé de mammifère. *Arch. internat. de pharmaco-
dynamie et de thérapie*, XIII, 1904, 379-386.

isolés de l'organisme au point de vue nerveux, et les quelques
exemples que j'ai cités permettent de se faire une idée de la
diversité des études auxquelles elle peut donner lieu.

En tant que méthode de circulation artificielle, elle a de
plus l'intérêt de conserver dans l'organe extemporanément
greffé le rythme artériel normal, ce qui est d'une grande
importance pour les circulations artificielles dans lesquelles
on tient à maintenir le plus possible les conditions d'irrigation physiologique. On sait que pour le rein, notamment,
les circulations artificielles rythmées, réalisées au moyen du
dispositif spécial indiqué par Lamy et Mayer, sont préférables aux circulations artificielles continues, et donnent, à
pression moyenne égale, comme l'ont montré ces auteurs,
un meilleur rendement, à la fois au point de vue du débit
veineux et au point de vue du débit uretéral (1).

J'ai enfin l'intention de tenter la fistule d'Eck par greffe sur
tube prothétique d'un segment de jugulaire anastomosant la
veine porte au bout central d'une veine rénale, de la veine
iliaque ou de la veine cave liée et sectionnée.

Il n'est d'ailleurs pas que la technique chirurgicale des vaisseaux qui puisse bénéficier des méthodes d'anastomose ci-dessus étudiées; certains canaux de l'organisme, le cholédoque
en particulier, semblent pouvoir être l'objet de recherches
analogues, soit au point de vue des simples anastomoses,
soit au point de vue des greffes.

---

(1) HENRY LAMY et ANDRÉ MAYER. Influence du rythme artériel sur la
sécrétion urinaire. Dispositif pour circulations artificielles rythmées. C. R.
Soc. Biol., LXIII, 6 juill. 1907, 44-46. — Comparaison des circulations artificielles continues et rythmées à travers le rein. Ibid., 13 juillet 1907, 106-108.

X. — LES VAISSEAUX CONSERVÉS LONGTEMPS HORS DE L'ORGANISME SONT-ILS VIVANTS ?

On sait, de par les recherches de divers auteurs, auxquelles peuvent s'ajouter certaines des miennes sur la survie des organes musculaires, des spermatozoïdes, des globules rouges, que différents systèmes ou éléments cellulaires peuvent continuer à vivre plus ou moins longtemps hors de l'organisme, si on les maintient à basse température. D'autre part, les expériences de Carrel ont montré qu'on peut conserver à la glacière des segments de vaisseaux pendant un temps très long (jusqu'à plus de 6 mois d'après les chiffres de cet auteur) et les greffer ensuite avec succès sur un autre organisme que celui dont ils proviennent. Mais de tels vaisseaux, conservés si longtemps *in vitro*, restent-ils vraiment vivants ou représentent-ils simplement des éléments morts, ne jouant dans l'évolution de la greffe qu'un rôle mécanique ? Certains points des recherches relatées au cours de ce travail me paraissent pouvoir permettre une réponse à cette question.

Il semble peu probable que les artères que j'ai congelées à —18° soient restées vivantes : j'ai congelé en effet, dans les mêmes conditions, des segments d'intestin grêle de lapin et, après les avoir réchauffés progressivement au bain-marie jusqu'à 39°-40° dans des milieux appropriés, j'ai constaté qu'ils ne donnaient pas le moindre mouvement spontané et qu'ils n'étaient pas non plus excitables électriquement, alors que des segments du même intestin, congelés pendant un quart d'heure à —2° seulement, offraient encore des contractions spontanées, entre 36° et 40°, durables pendant plusieurs heures; la coloration des segments congelés à —18° différait d'ailleurs notablement de celle de ces derniers : elle était de teinte gris rosé, tandis que celle des échantillons congelés à —2° présentait une teinte chair; de plus, les premiers, même au bout de trois heures d'immersion dans le liquide de Locke à la température du corps, n'avaient nullement laissé diffuser le liquide à travers leur paroi et restaient vides, tandis que les derniers étaient remplis de liquide. Ces diverses observations différencient nettement un segment d'intestin mort d'un segment vivant. La congélation à —18° tue donc l'intestin, et il est vraisemblable qu'elle agisse de même sur les vaisseaux. Ce n'est cependant pas certain, car j'ai observé que du sperme humain congelé à —18° contenait encore des spermatozoïdes capables de se mouvoir par réchauffement progressif. D'après cela, il ne semble pas possible d'affirmer que la congélation à —18° tue les artères et de conclure que l'absence de coagulation du sang dans les vaisseaux congelés à —18° n'est pas nécessairement liée à l'état de vie de ces vaisseaux. Cette conclusion doit néanmoins être admise, si l'on tient compte des résultats que j'ai obtenus avec les vaisseaux conservés dans de l'eau distillée ou dans de l'eau chloroformée, qui n'ont pas donné lieu à une coagulation lorsqu'on les interposait sur le trajet d'une carotide ou d'une fémorale de chien : il n'est pas douteux, en effet, que des vaisseaux ainsi traités soient réellement privés de toute vie.

D'après ces observations, il ne serait dès lors pas étonnant que les vaisseaux conservés aseptiquement à la glacière pendant des mois et qu'on a pu greffer ensuite avec succès, ne soient que des vaisseaux morts, tolérés comme un corps étranger aseptique, ne produisant pas de coagulation par suite de la conservation des caractères physiques de l'endothélium vasculaire, jouant en somme un rôle purement mécanique, et destinés probablement à être résorbés et remplacés par un segment de néoformation (1), ce qui, d'ailleurs, ne diminue en rien la valeur de ces expériences de greffe et de leurs applications pratiques possibles. En tout cas, la question est des plus intéressantes au point de vue de la biologie générale pure (2).

---

(1) Lorsqu'il s'agit de greffes de segments de vaisseaux hétérogènes, ainsi que les a faites Carrel et que Doyen l'a récemment fait dans un cas chez l'homme (greffe de veine de mouton sur le trajet de la veine poplitée), je crois pouvoir conclure, d'après des expériences personnelles, qu'il se fait une thrombose au niveau de la greffe, au bout d'un temps plus ou moins long.

(2) Tout récemment, à la *Société de chirurgie de Paris* (séance du 16 février 1910), à l'occasion d'une communication de Tuffier sur « *Quelques cas de greffes chirurgicales chez l'homme* », où l'auteur indiquait notamment les résultats de greffes d'ovaires conservés deux, huit et dix jours à la glacière, Pierre Delbet a émis l'opinion que voici sur la conservation des tissus vivants à la glacière. « Je ne crois pas, dit-il, que Carrel ait encore réussi à conserver » des parenchymes glandulaires de telle sorte qu'ils restent capables de remplir » leur fonction. Je ne crois pas que l'on ait encore trouvé le moyen de » maintenir des organes très différenciés dans une sorte d'hivernage, dans ce » que Le Dantec a appelé la condition seconde, c'est-à-dire d'y surprendre les » échanges au point qu'il ne s'y produise aucune modification irréversible.

» Carrel a réussi à greffer des artères conservées qui ont été encore capables » de jouer leur rôle de tuyau ; mais lorsqu'il les a examinées au microscope, » il n'y restait presque plus rien de vivant en dehors du tissu élastique, dont » on connaît la résistance. Le tissu musculaire en partie avait disparu.

» Quoi qu'il en soit, l'argument que Tuffier a invoqué pour démontrer la » vitalité de ses greffes ovariennes conservées, l'absence d'élimination, cet » argument est sans valeur. »

Tuffier a répondu (séance du 16 février et séance du 23 février) qu'en ce qui concerne « la *vitalité* des vaisseaux conservés à la glacière », il y a certainement plus qu'une simple conservation du tissu élastique, sinon il se produirait, après la greffe, une coagulation au niveau du greffon, et a fait remarquer que, d'après les textes mêmes publiés par Carrel, les vaisseaux conservés même assez longtemps à la glacière ne présentent, au microscope, que de très légères modifications des fibres musculaires.

Je crois que les opinions de Delbet et de Tuffier sont toutes deux trop absolues. D'une part, il est indéniable aujourd'hui que des tissus ou des organes même très différenciés (d'organismes à sang chaud), tels que l'intestin, le cœur, les spermatozoïdes, etc., peuvent être maintenus vivants à la glacière, « en une sorte d'hivernage », pour employer l'expression même de Delbet, du moins pendant un certain temps (quelques jours, une semaine ou davantage même suivant les organes), puisqu'ils sont susceptibles de donner des mouvements *spontanés* lorsqu'on les ramène ensuite à la température du corps. Pourquoi dès lors *certains* organes glandulaires ne se comporteraient-ils pas de même ?

D'autre part, en ce qui concerne les artères maintenues à la glacière, la conservation plus ou moins intégrale de leur structure histologique ne me paraît pas suffisante à affirmer qu'elles sont vivantes, et, comme je l'ai fait remarquer plus haut dans une série de considérations, l'absence de coagulation du sang à l'intérieur de ces artères n'est nullement une preuve de leur *vitalité*, et il ne me semble donc pas possible de conclure avec Tuffier à la conservation de cette vitalité d'après l'aspect histologique.

En résumé, je dirais volontiers que, *bien que divers tissus ou organes très différenciés d'organismes à sang chaud (muscles lisses, artères, etc.) puissent conserver leur vitalité à la glacière pendant un temps déterminé (de quelques jours à plus d'une semaine), il n'est point prouvé actuellement que leur survie puisse être prolongée pendant des mois ni que, au moins pour les vaisseaux maintenus longtemps à la glacière, ils continuent à vivre dans l'organisme où on les greffe.* (Note ajoutée en mars 1910.)

DISCUSSION [1]

M. Soubeyran trouve les recherches de M. Fleig très intéressantes, mais croit qu'au point de vue de la chirurgie pratique la ligature des vaisseaux est préférable à la suture ou à l'anastomose.

M. Fleig, après avoir fait remarquer que les réflexions de M. Soubeyran sont en dehors du sujet, objecte qu'après la ligature de troncs importants, il se produit souvent de la gangrène, une thrombose ascendante avec possibilité d'embolies, et, dans le cas de ligature de la carotide primitive, quelquefois de l'hémiplégie et du ramollissement cérébral, et conclut que, au moins pour les gros troncs vasculaires, la suture ou l'anastomose doit être préférée à la ligature *si l'on est sûr de son asepsie.*

M. Gilis, qui a vu au dernier Congrès de chirurgie le malade auquel M. Doyen a fait une greffe de segment vasculaire hétérogène (veine de mouton), et dont M. Fleig a cité le cas, rappelle que, d'après M. Doyen, la veine hétérogène transplantée doit se résorber et être remplacée peu à peu par un manchon vasculaire de néoformation.

M. Fleig pense plutôt, d'après les expériences de divers auteurs et les siennes propres, que, dans le cas de greffe de tissu hétérogène, il y a thrombose au niveau de la greffe au bout d'un temps plus ou moins long, mais que le résultat pratique n'en est pas moins intéressant, la thrombose ayant été généralement assez tardive et des voies collatérales suffisantes ayant pu s'établir et suppléer ainsi au manque de circulation dans le vaisseau thrombosé.

M. Riche demande à M. Fleig si les sutures à points perforants sont préférables aux sutures non perforantes.

(1) Parue *in Montpellier Médical*, XXX (2ᵉ série), 13 février 1910, 153-165.

M. **Fleig** répond qu'elles sont infiniment préférables et donnent le maximum de chances de réussite. A condition d'opérer avec une asepsie absolue, de ne mettre au contact de la plaie vasculaire aucun antiseptique, d'employer des aiguilles et des fils d'une finesse extrême, les sutures à points perforants ne produisent aucune coagulation dans le vaisseau ; les points perforants se recouvrent peu à peu d'endothélium et, finalement, la suture est *totalement extériorisée à la lumière du vaisseau*. Au contraire, les sutures non perforantes produisent à l'intérieur du vaisseau un rebroussement de la partie interne des tranches de section qui favorise à un haut degré la coagulation. On sait aujourd'hui qu'on peut fixer dans la lumière d'une artère ou d'une veine un morceau de catgut stérile sans provoquer la moindre trace de coagulation. De plus, les sutures non perforantes sont beaucoup moins solides que les sutures perforantes et cèdent souvent sous la pression du sang.

M. **Riche** trouve néanmoins que la ligature, même pour les gros troncs vasculaires, est préférable à la suture ou à l'anastomose D'après des statistiques récentes, le pronostic de la ligature de la carotide primitive elle-même est beaucoup moins grave que d'après les statistiques anciennes. Il signale d'ailleurs que, d'après des expériences toutes récentes, on peut éviter souvent les accidents consécutifs à la ligature de la carotide primitive par la forcipressure temporaire du vaisseau, suivie, après suppression de la pince pendant quelques minutes, de la ligature définitive.

M. **Fleig** fait remarquer que les expériences dont parle M. Riche sont beaucoup moins récentes qu'il ne le croit, puisqu'elles ont été effectuées par Giltay en 1895-1896, publiées par lui dans un mémoire intitulé « *Sur l'occlusion des artères nourricières de la tête chez le lapin* » dans les *Archives de Biologie*, et qu'elles sont relatées à l'article *Circulation* du *Dictionnaire de physiologie de Richet*, et rappelées à nouveau à la fin d'un article de Frouin sur les « *Résultats immédiats et éloignés des sutures artério-veineuses* », paru dans la *Presse Médicale* du 27 mars 1909. Les vertébrales, préalablement liées, Giltay a constaté en effet que. chez le lapin, une occlusion temporaire des carotides (de quelques secondes) provoque, après désocclusion des carotides 2 ou 3 minutes plus tard, une dilatation des voies collatérales suffisante à la nutrition des centres nerveux pour leur permettre alors de supporter la ligature définitive des carotides, opération qui, prati- quée d'emblée, eût été mortelle, ainsi qu'on le sait par l'expé- rience de Kussmaul-Tenner (ligature des 2 vertébrales et des 2 carotides).— Mais une telle manœuvre ne sera pas toujours réalisa- ble chez l'homme, au cours d'une opération où la carotide aura été blessée : elle n'est en effet possible qu'autant qu'on a la caro- tide intacte, et, pratiquement, ce n'est pas ce qui se produit tou- jours, puisqu'il arrive souvent qu'on ne songe à lier la carotide qu'après qu'elle a été blessée.

En ce qui concerne le pronostic actuel de la ligature de la caro- tide, une distinction est d'ailleurs à faire : lorsque, par suite d'une compression progressive par une lésion de voisinage (tumeur, etc.), des circulations collatérales importantes ont eu le temps de s'éta- blir, la ligature de la carotide a des chances de s'accompagner du minimum d'accidents ; mais lorsqu'il n'en est pas ainsi, les acci- dents restent fréquents et graves.

M. Fleig rappelle à M. Riche ce qu'il a répondu à M. Soubeyran et ajoute, en outre, que la ligature de certains troncs vasculaires s'accompagne fatalement de la mort : il en est ainsi par exemple de la ligature de la veine-porte et de la ligature de la veine-cave au-dessus des veines rénales. De plus, lorsque, dans le cas de bles- sure simultanée des troncs artériel et veineux à la racine d'un membre, on fait la double ligature de l'artère et de la veine, la gangrène est inévitable. Il y a donc, malgré tout, des cas où la ligature est absolument contre-indiquée, et il suffit de jeter un coup d'œil sur la littérature chirurgicale de ces dernières années pour se convaincre de l'utilité, même pour des vaisseaux de moyenne importance, de la suture ou de l'anastomose vasculaire, sans parler des résultats si intéressants obtenus ainsi dans la chi- rurgie des anévrismes. Ici comme ailleurs, la chirurgie, qui était hier une chirurgie d'exception, deviendra demain une chirurgie courante, étant donnés les perfectionnements progressifs des tech- niques employées.

DÉMONSTRATIONS EXPÉRIMENTALES

SUR LA

SUTURE ARTÉRIELLE CIRCULAIRE

ET LES GREFFES VASCULAIRES

SUR TUBES PROTHÉTIQUES AMOVIBLES

Communication faite à la *Société des Sciences Médicales de Montpellier*
dans la séance du 17 décembre 1909. (1)

J'ai communiqué dans la dernière séance les principaux résultats de mes recherches sur la suture artérielle circulaire et sur
les anastomoses ou les greffes de vaisseaux par l'intermédiaire
de tubes prothétiques résorbables placés à demeure, ou non résorbables et amovibles, et signalé certaines applications de ces recherches à la transfusion du sang et à l'étude de divers problèmes
physiologiques. Après avoir présenté, à côté de mes différents
modèles de tubes, un certain nombre de pièces de suture ou
d'anastomose de vaisseaux suivant ces procédés, et fait constater
sur un chien la parfaite perméabilité d'une carotide suturée, après
section complète, par le procédé de Carrel, je présente aujour-
d'hui le même animal sur lequel j'ai dénudé la carotide pour faire
constater le résultat de la suture, faite depuis cinq semaines environ ; je montre en même temps deux autres chiens, sur lesquels
j'ai réséqué, il y a six et sept semaines, la carotide droite respec-

---

(1) Parue *in Montpellier médical*, XXX (2ᵉ série), 27 février 1910, 210-
212.

tivement sur des longueurs de 5 et 8 centimètres, et greffé, entre
les deux bouts, des segments de carotides de même longueur
empruntés à d'autres chiens.

Chez ces deux chiens, la greffe a été faite par suture sur des
tubes en « double-hémi-cartouche » que j'ai présentés dans la
séance précédente, suivant la technique que j'ai décrite et sur
laquelle je me dispense donc de revenir aujourd'hui. Mais, pour
l'un d'eux, je me suis servi de la double-hémi-cartouche n'ayant
qu'une seule extrémité circulaire : après suture d'un bout du segment carotidien sur l'extrémité de la cartouche, celle-ci a été
enlevée et posée sur l'autre bout du segment pour la suture de ce
bout. Pour l'autre chien, j'ai utilisé la double-hémi-cartouche à
double extrémité conique, c'est-à-dire que le segment carotidien
à greffer a été d'abord introduit dans la cartouche et, ses deux
bouts une fois éversés aux deux extrémités de la cartouche, chaque
suture a été faite dans les conditions que j'ai antérieurement étudiées. J'ai mis à nu aujourd'hui les carotides de ces deux chiens
pour montrer l'aspect des greffes et la réussite parfaite de l'opération.

Chez les trois chiens, on *sent* et on *voit* battre les carotides en
aval des lignes de suture, exactement comme des carotides nor-
males. Les lignes de suture elles-mêmes font une légère saillie
circulaire, assez résistante, en forme de fine bague, formée par
l'ensemble des fils de soie non résorbés et par la gangue de tissu
conjonctif qui les entoure. Les artères ont absolument conservé
leur élasticité ; les zones de suture elles-mêmes sont tout aussi
solides que les autres parties du vaisseau, et on peut tirer fortement sur les artères suturées ou greffées sans rompre en aucun
point la ligne d'anastomose et sans y provoquer la moindre lésion.

Je lie maintenant les carotides, pour le premier chien au-dessus
et au-dessous de la région suturée, pour les deux autres au-dessus
et au-dessous du segment greffé, et je les résèque entre les deux
ligatures : le sang contenu dans les segments s'écoule absolument
liquide et, en faisant dans leur paroi une section longitudinale
sur une sonde cannelée, je vous fais constater qu'il n'y a pas
trace de caillot à l'intérieur du vaisseau greffé.

L'endothélium, très lisse, a son aspect normal ; les lignes de

suture s'y reconnaissant par quelques légères irrégularités de surface aux points correspondants, mais on ne peut voir aucun des
points de suture à l'intérieur du vaisseau, toute la bague de suture

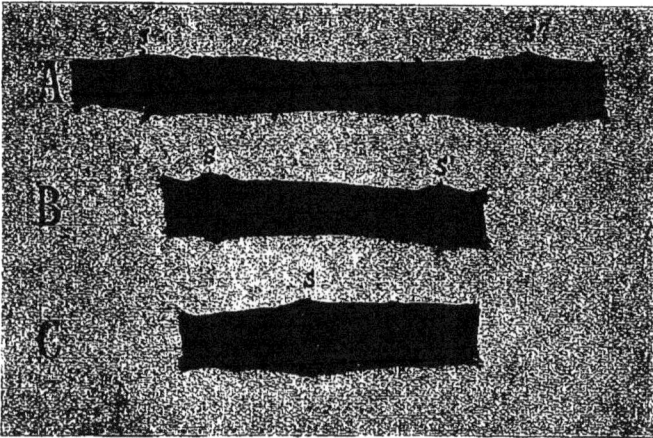

FIG. 29

Photographie (grandeur naturelle) *des trois pièces carotidiennes enlevées en séance
sur les trois chiens présentés* (et fixées dans le formol à 5 %) : faces endothéliales
Les pièces se sont fortement rétractées dans le formol.

A : Greffe carotidienne sur double-hémi-cartouche à double extrémité conique ; en
S et S', lignes de suture.

B : Greffe carotidienne sur double-hémi-cartouche à une seule extrémité circulaire ; en S et S', ligne de suture.

C : Suture carotidienne circulaire (S) suivant le procédé de Carrel.

ayant été recouverte d'endothélium et par suite complètement extériorisée à la lumière du vaisseau. Sur les deux pièces de greffe
carotidienne, du côté de la face endothéliale, les lignes de suture
ne se manifestent que par quelques très légères irrégularités de
l'endothélium et par un changement de teinte de celui-ci, telle-
ment la cicatrisation à ce niveau a été rapide et régulière.

Les sutures n'ont pas causé le moindre rétrécissement des artères ; il y a au contraire une légère dilatation à leur niveau, mais pas anévrismale, car on ne constate aucun amincissement de la paroi. Cette faible dilatation se produit d'ailleurs toujours après les sutures artérielles circulaires.

Je joins à cette démonstration la présentation de quelques pièces de greffe de segments de vaisseaux (artériels ou veineux) réalisées *par ligature* sur tubes prothétiques suivant les procédés que j'ai exposés dans la dernière séance. On peut voir, d'après l'aspect des pièces, que les greffes ont très bien réussi.

SUTURES ELLIPTIQUES

avec ou sans lambeaux

SUTURES STOMATOÏDES

Communication faite à l'*Académie des Sciences et Lettres de Montpellier*
dans la séance du 4 avril 1910
et à la *Société des Sciences Médicales de Montpellier*
dans la séance du 29 avril 1910,
avec présentation de pièces, de planches techniques et de photographies (1)

Au cours de mes recherches sur l'anastomose circulaire des vaisseaux, j'ai été amené à étudier quelques procédés de suture artérielle ou veineuse termino-terminale, différents de ceux que l'on utilise aujourd'hui habituellement, et dont certains présentent sur ces derniers divers avantages. Ce sont les *sutures elliptiques sans lambeau*, les *sutures elliptiques à deux lambeaux*, et les *sutures stomatoïdes*.

Les recherches ont été faites surtout chez le chien, les animaux d'expérience étant de tailles très diverses. Les vaisseaux choisis étaient la carotide primitive, l'aorte abdominale, la veine cave abdominale, la jugulaire externe. Pour des sutures de très petits vaisseaux, j'ai aussi utilisé la carotide du lapin.

---

(1) Ces dessins et photographies seront reproduits dans un article à paraître prochainement.

I. **Suture elliptique sans lambeaux.** — Dans la technique de cette suture, à points perforants, comme celle de Carrel, les mêmes règles générales que dans cette dernière doivent être suivies. Le vaisseau mis à nu sur une étendue convenable, on le dégage le plus possible de sa gaine fibreuse afin d'obtenir des tranches de section bien nettes et, s'il s'agit d'une artère, on procède minutieusement à la dissection de l'adventice en employant le « procédé de la compresse », que j'ai déjà décrit. On pose ensuite une pince à pression continue sur le bout central de l'artère (ou le bout périphérique de la veine) et on vide le segment vasculaire du sang qu'il contient, en exerçant sur lui, avec les doigts, une pression dirigée dans un sens convenable. Une seconde pince à pression continue est alors posée sur l'autre bout du vaisseau. Le segment ainsi isolé étant soulevé sur deux doigts, étalé et fortement aplati sur la pulpe de ces derniers, on le sectionne vers sa partie médiane, suivant une ligne fortement oblique par rapport à son diamètre (section en biseau ou elliptique). Après avoir vidé complètement les deux bouts sectionnés du sang qu'ils peuvent encore contenir et les avoir lavés au sérum artificiel, on les isole du reste de la plaie au moyen de quelques compresses minces, dans le but d'éviter tout contact ultérieur avec les tissus et la coagulation qui pourrait en résulter. On s'assure que la section vasculaire est parfaitement nette et que l'adventice ne fait pas saillie au niveau de la surface de section: dans le cas contraire, on résèque l'excès d'adventice suivant le procédé que j'ai antérieurement indiqué.

On place, comme dans le procédé de Carrel à section circulaire. trois points d'appui équidistants, pénétrant à un demi à un millimètre environ de chaque bord de section et perforant complètement les parois vasculaires, l'un à une extrémité de l'ellipse de section, et les deux autres sur chacun des côtés de cette dernière, et on les repère avec des pinces avant de lier les chefs. Suivant le calibre du vaisseau, on peut ne poser que deux points d'appui. Dans ce cas, chacun est placé à une extrémité de l'ellipse, et la forme de la section en biseau, à angles assez aigus, convient parfaitement et permet d'obtenir une suture bien régulière. Si l'on emploie trois points d'appui, il est préférable de donner à la section oblique du vaisseau une forme telle qu'une extrémité du biseau soit taillée en angle aigu, et l'autre en angle très ouvert ou même ait une forme légèrement arrondie, la surface de section dessinant en quelque sorte une *raquette*. (Pour réaliser cette forme de section, il suffit, après avoir taillé l'extrémité aiguë du biseau sur le *vaisseau maintenu aplati*, de finir la section suivant une ligne légèrement incurvée et à concavité dirigée du côté de l'extrémité aiguë du biseau.) L'affrontement des lèvres et la régularité de la suture au niveau de l'extrémité arrondie du biseau sont ainsi plus facilement obtenus. Néanmoins, la forme de section en raquette n'est pas indispensable lorsque les points d'appui sont au nombre de trois et, si l'on a soin de bien tendre et affronter les lèvres à suturer, les lignes de suture sont parfaitement régulières.

Une fois les points d'appui posés, qu'ils soient au nombre de trois ou de deux, on rapproche, en les orientant convenablement l'un par rapport à l'autre, les deux bouts du vaisseau sectionné. Ce rapprochement peut être fait en saisissant chaque bout soit entre le pouce et l'index, soit entre les mors caoutchoutés d'une pince à pression douce et graduelle (que j'ai fait construire d'après un modèle de porte-aiguille à verrou). Alors seulement que les deux bouts sont bien maintenus accolés l'un à l'autre, on lie les fils des points d'appui.

Ces fils noués, il suffit de les tendre pour transformer

l'ellipse de section en un triangle s'ils sont au nombre de trois, ou en une double ligne très oblique s'ils sont au nombre de deux, et de suturer, au moyen de surjets à points perforants, les lèvres accolées de chaque bout, en ayant soin de les éverser régulièrement au fur et à mesure qu'on pose un point de suture nouveau. Pour obtenir une suture aussi étanche que possible, on commence chaque surjet aussi près qu'on peut du point d'appui correspondant, en liant un de ses chefs à l'un de ceux du point d'appui; le surjet une fois terminé et arrêté, on le lie encore, pour plus de solidité, à l'un des chefs du point d'appui voisin. On fait, de temps en temps, quelques points passés.

Lorsque le troisième surjet est près d'être terminé, on chasse l'air qui peut rester dans le vaisseau, en faisant couler du sérum artificiel à travers l'ouverture de celui-ci.

La suture finie, on enlève la pince du bout périphérique s'il s'agit d'une artère, et celle du bout central s'il s'agit d'une veine, c'est-à-dire celle qui est posée du côté où la pression sanguine est la moins élevée, et on examine si la suture est bien étanche. S'il y a un peu de suintement sanguin, quelques points supplémentaires au niveau des endroits qui saignent ont vite raison de l'hémorragie.

Pour les vaisseaux de gros calibre (aorte abdominale du chien), on peut, tout en employant des aiguilles de couturière très fines (Kirby Beard n° 16) et la soie floche n° 1 1/2, faire les sutures en doublant le fil, ou bien on se sert d'aiguilles et de soie un peu plus fortes. Pour les vaisseaux profondément situés, les aiguilles courbes sont préférables aux droites.

Le procédé de suture elliptique soit avec deux, soit avec trois points d'appui, donne d'excellents résultats sur des vaisseaux, artères ou veines, de tout calibre, comme le montrent

les pièces que je vous présente. La suture finie, on n'observe
aucun rétrécissement du vaisseau, pas plus d'ailleurs que dans
la suite, lorsque la cicatrisation est obtenue. Comme dans le
procédé de Carrel, les fils de soie, bien que perforants, arrivent
très vite à être recouverts d'endothélium et à former un
anneau elliptique absolument extériorisé à la lumière du vaisseau. Pour un vaisseau dé calibre donné, la longueur des
tranches de section obtenues est beaucoup plus grande que
celle des tranches d'une section circulaire ; il devient *possible de la sorte de pratiquer la suture bout à bout de vaisseaux de calibre extrêmement réduit*, ce qui est d'une grande
importance pour la réalisation des greffes d'organes dont le
pédicule vasculaire est constitué par de très petits vaisseaux.
De plus, au point de vue mécanique, *la résistance du vaisseau au niveau de la ligne de suture est plus grande dans le
cas de suture elliptique* que dans le cas de suture circulaire,
condition d'autant plus utile à rechercher qu'on a affaire à des
vaisseaux de plus fort calibre.

11. **Suture elliptique à deux lambeaux.** — La section du
vaisseau, maintenu aplati, se fait aussi suivant une ligne à direction très oblique par rapport au diamètre du vaisseau,
mais on fait en plus sur chaque bout du vaisseau saisi entre le pouce et l'index, et à chaque extrémité de l'ellipse de
section, une courte incision longitudinale (de 1/2 à 1 1/2 millimètre) au moyen de ciseaux à pointe fine et bien coupante: on
réalise ainsi, sur chaque bout du vaisseau, deux lambeaux
correspondant chacun à une demi-ellipse. Pour obtenir des
sections bien nettes au niveau des extrémités de l'ellipse, en
vue de la formation des lambeaux, on introduit dans la lumière du vaisseau une des pointes des ciseaux en appuyant
son bord tranchant contre l'angle dièdre formé par les deux

surfaces endothéliales du vaisseau maintenu aplati et on fait la section en soulevant légèrement la pointe du ciseau, de façon à bien maintenir tendue la partie à sectionner.

Après toilette des deux bouts, on pose, à un demi à un millimètre en arrière du sommet de chaque angle séparant les deux lambeaux, un point d'appui perforant, et on repère avec des pinces les fils des points d'appui.

On effectue le rapprochement des deux bords suivant un des deux procédés indiqués plus haut, et on lie les fils des points d'appui, en ayant bien soin que les sommets des angles de séparation des lambeaux se correspondent bien exactement d'un bout de vaisseau à l'autre et que les bords des lambeaux soient parfaitement éversés, endothélium contre endothélium. L'éversion s'accentue d'ailleurs beaucoup lorsqu'on tire sur les fils des points d'appui suivant l'axe d'accolement des bords.

Cette traction étant maintenue, on fait la suture, très facilement et très simplement, puisqu'il s'agit de deux plaies rectilignes à lèvres bien accolées et fortement éversées ; les détails techniques sont les mêmes que dans le procédé précédent.

Les lignes de suture obtenues sont extrêmement régulières, sans rétrécissement du vaisseau, ni immédiat, ni secondaire. Le procédé est très rapide. Il convient particulièrement bien pour les gros troncs vasculaires situés profondément et peu mobilisables, tels que l'aorte et la veine cave, présente au point de vue mécanique le même avantage que le procédé elliptique sans lambeau et donne même des lignes de suture plus résistantes encore, vu la largeur des bords éversés pour la suture. Pour les gros vaisseaux profonds, il est d'ailleurs bien plus commode à appliquer que le procédé de suture après section circulaire.

Dans ce dernier en effet, pour anastomoser par exemple les deux bouts d'une aorte abdominale sectionnée perpendiculairement à son axe en faisant une suture à quatre points d'appui équidistants, on commence, suivant la technique précisée par Frouin, par placer seulement deux points d'appui postérieurs et nouer les chefs ; puis on passe deux fils indépendants dans la paroi antérieure de chacun des bouts et on exerce une légère traction sur ces fils pour rendre apparents par leur partie interne les bords postérieurs des vaisseaux qu'on peut alors suturer au moyen d'une aiguille courbe. Remarquons que, pour la suture de ces bords postérieurs, il est très mal commode de pratiquer l'éversement des bords, endothélium contre endothélium, puisqu'on pique l'aiguille dans les parois de dedans en dehors, et que la tunique externe de l'artère peut facilement se rebrousser dans la lumière du vaisseau, ce qui favorise à un haut degré la thrombose, retarde la cicatrisation à ce niveau, et peut être par conséquent une cause de rupture de la paroi. Les bords postérieurs une fois suturés, on enlève les quatre fils placés sur les parois antérieures, ou bien on transforme deux d'entre eux en points d'appui ; on noue les chefs et on suture par des surjets les bords ainsi accolés.

Nous avons vu que dans le procédé elliptique à deux lambeaux, les deux seuls surjets qu'il y ait à faire s'effectuent au contraire très facilement, par l'extérieur du vaisseau, les bords à suturer étant intimement accolés par suite de leur forte éversion. Pour la suture des bords de la face postérieure du vaisseau, on exerce sur les chefs des deux points d'appui une traction dirigée dans l'axe de ces bords et telle qu'elle fasse effectuer au vaisseau un mouvement de torsion ayant pour résultat de présenter face à l'opérateur les bords postérieurs à suturer ; puis on dirige les chefs des points d'appui de façon à remettre le vaisseau en position normale, et on fait le second surjet.

Ce procédé me paraît être un procédé de choix pour la suture des gros vaisseaux. Les pièces de suture de carotide, de veine cave et d'aorte abdominale de chien que je vous soumets, réséquées plus ou moins longtemps après l'opération, montrent sur la face endothéliale des vaisseaux des cicatrices très régulières, soit en forme de V, soit en forme de ligne brisée ou de Z, l'incision longitudinale du vaisseau réséqué n'ayant pas passé dans tous les cas sur la même génératrice du tronçon vasculaire par rapport aux extrémités de l'ellipse de suture.

III. **Sutures stomatoïdes.** — Enfin, la forme de suture qui conviendrait le mieux au point de vue de la résistance des parois vasculaires à la pression interne, serait la forme en ligne brisée ou la forme stomatoïde, qui en dérive. Ces sutures peuvent être réalisées en plaçant aux extrémités de la stomatoïde soit deux points d'appui, soit, mieux, quatre points d'appui, avec ou sans formation de lambeaux (deux ou quatre lambeaux). Mais elles sont d'exécution moins rapide que la suture elliptique à deux lambeaux. Aussi, bien qu'à un point de vue mécanique théorique elles donnent les zones de suture présentant le maximum de résistance, je me contente simplement de les signaler ici.

Ajoutons que les procédés de suture termino-terminale après section elliptique ou stomatoïde sont très commodes à employer lorsqu'on a à anastomoser bout à bout deux vaisseaux de calibre très différent et sont, à ce point de vue, préférables au procédé utilisant la section circulaire. Pour

égaliser, sur chaque bout de vaisseau d'inégal calibre, la longueur des tranches de section à suturer, on donne à la section du bout du gros vaisseau une forme circulaire et à celle
du bout du petit vaisseau une forme elliptique ou stomatoïde.
Les points d'appui étant alors posés et permettant de tendre
convenablement les extrémités accolées des deux vaisseaux,
la suture peut s'effectuer très régulièrement, sans qu'on ait
à froncer, comme dans le cas de section circulaire, le bout
du vaisseau le plus gros.

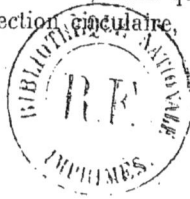

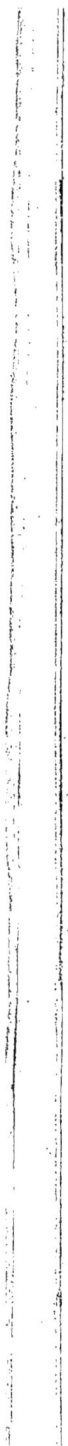

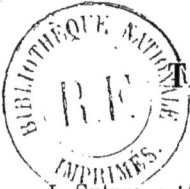

TABLE DES MATIÈRES

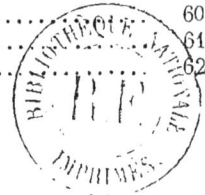

MONTPELLIER. — IMPRIMERIE GÉNÉRALE DU MIDI

www.ingramcontent.com/pod-product-compliance
Lightning Source LLC
Chambersburg PA
CBHW071240200326
41521CB00009B/1553